Kohlhammer

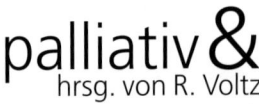

Band 1 Palliativ & Schule (Nolden, Fay, Weihrauch, Voltz; ISBN: 978-3-17-032317-9)

In Vorbereitung:

♦ Palliativ & Zeiterleben (Ewald, Vogeley, Voltz; ISBN: 978-3-17-032015-4)

Nicole Nolden, Kirsten Fay (Autorinnen)
Birgit Weihrauch, Raymond Voltz (Hrsg.)

Palliativ & Schule

Sterben, Tod und Trauer im Unterricht mit jugendlichen Schülerinnen und Schülern

Verlag W. Kohlhammer

Dieses Werk einschließlich aller seiner Teile ist urheberrechtlich geschützt. Jede Verwendung außerhalb der engen Grenzen des Urheberrechts ist ohne Zustimmung des Verlags unzulässig und strafbar. Das gilt insbesondere für Vervielfältigungen, Übersetzungen, Mikroverfilmungen und für die Einspeicherung und Verarbeitung in elektronischen Systemen.

Die Wiedergabe von Warenbezeichnungen, Handelsnamen und sonstigen Kennzeichen in diesem Buch berechtigt nicht zu der Annahme, dass diese von jedermann frei benutzt werden dürfen. Vielmehr kann es sich auch dann um eingetragene Warenzeichen oder sonstige geschützte Kennzeichen handeln, wenn sie nicht eigens als solche gekennzeichnet sind.

Trotz sorgfältiger inhaltlicher Kontrolle übernehmen wir keine Haftung für die Inhalte externer Links. Für den Inhalt der verlinkten Seiten sind ausschließlich deren Betreiber verantwortlich.

1. Auflage 2018

Alle Rechte vorbehalten
© W. Kohlhammer GmbH, Stuttgart
Gesamtherstellung: W. Kohlhammer GmbH, Stuttgart

Print:
ISBN 978-3-17-032317-9

E-Book-Formate:
pdf: ISBN 978-3-17-032318-6
epub: ISBN 978-3-17-032319-3
mobi: ISBN 978-3-17-032320-9

Informationen zu den Autoren

Nicole Nolden
Projektleiterin im Zentrum für Palliativmedizin, Uniklinik Köln, Gründungsmitglied mit langjähriger Erfahrung als Pädagogische Leiterin, TrauBe Köln e. V. – Trauer-Begleitung für Kinder, Jugendliche und junge Erwachsene, Sterbebegleiterin, Dozentin, Publikationen von Fachbeiträgen, Diplom Kauffrau, Psychologische Beraterin IAPP, Trauerbegleiterin BVT.

Kirsten Fay
Projektleiterin im Zentrum für Palliativmedizin, Uniklinik Köln, Gründungsmitglied mit langjähriger Erfahrung als stellv. Pädagogische Leiterin bei TrauBe Köln e. V. – Trauer-Begleitung für Kinder, Jugendliche und junge Erwachsene, Sterbebegleiterin, Dozentin, Publikationen von Fachbeiträgen, Trauerbegleiterin BVT.

Dr. med. Birgit Weihrauch
Ärztin/Sozialmedizin, ehemalige Leiterin der Abteilung Gesundheit im Gesundheitsministerium des Landes Nordrhein-Westfalen sowie ehemalige Bremer Staatsrätin im Ressort für Arbeit, Frauen, Gesundheit, Jugend und Soziales. Vorstandsvorsitzende des Deutschen Hospiz- und PalliativVerbands (2006-2012), Mitglied der Steuerungsgruppe Nationale Strategie (2008-2016).

Prof. Dr. med. Raymond Voltz
Neurologe und Palliativmediziner, Dipl. Pall. Med. (Cardiff), Direktor des Zentrums für Palliativmedizin der Uniklinik Köln, Gründungs- (1994) und Vorstandsmitglied der Deutschen Gesellschaft für Palliativmedizin (2006-2012). Mitglied der Steuerungsgruppe Nationale Strategie (2008-2016).

Inhaltsverzeichnis

Informationen zu den Autoren	5

Vorwort	11

Grußworte	14
Grußwort von Barbara Steffens, Ministerin a. D. für Gesundheit, Emanzipation, Pflege und Alter des Landes Nordrhein-Westfalen	14
Grußwort von Prof. Dr. med. Winfried Hardinghaus, Deutscher Hospiz- und PalliativVerband e. V.	16

Danksagung	18

A	Hintergrund	
1	Sterben, Tod und Trauer in unserer Gesellschaft	21
2	Pilotprojekt	26

B Projektunterricht

1 Voraussetzungen und Organisation — 37

1.1	Ablaufplan der Projektdurchführung mit Zeitschiene	42
1.2	Kontakt zur Schule	43
1.3	Beachtung vergangener Krisen	44
1.4	Elternabend	46
1.5	Vorabfragebögen	48
1.6	Vorbereitung des Projektunterrichts	48
1.7	Qualitätssicherung	49

2 Curriculum — 53

2.1	Unterrichtsthema: Sterben und Tod	54
2.2	Unterrichtsthema: Trauer	69
2.3	Unterrichtsthema: Suizid	85

C Multiplikatorenschulung

1 Voraussetzungen und Organisation — 103

1.1	Voraussetzungen zur Teilnahme an der Multiplikatorenschulung	103
1.2	Persönliche Erfahrungen mit dem Projektunterricht in den Schulen	105
1.3	Qualifikation/Teilnahmebescheinigung	114
1.4	Qualitätssicherung	114

2	Curriculum	115
2.1	Lernziele	115
2.2	Methodenwahl	118
2.3	Implementierung	118

D	Anhang	
1	Teilnehmerinnen und Teilnehmer der Expertensymposien	127

2	Literatur	133
2.1	Literaturverzeichnis	133
2.2	Literaturempfehlungen	136

3	Adressen für Hilfsangebote	138
3.1	Hilfsangebote bei Sterben und Tod	138
3.2	Hilfsangebote bei Trauer	139
3.3	Hilfsangebote bei Suizid	139

4	Materialien für den Projektunterricht	140

Online-Zusatzmaterial

Als Zusatzmaterial stellen wir Ihnen die wichtigsten Unterrichtsmaterialien online bereit, diese können kostenfrei im Internet heruntergeladen werden, eine Auflistung der Unterlagen finden Sie im letzten Kapitel dieses Buches.[1]

Link und Zugangscode finden Sie ebenfalls im letzten Kapitel des Buches (▶ Kap. D.4).

---

[1] Wichtiger urheberrechtlicher Hinweis: Alle zusätzlichen Materialien, die im Download-Bereich zur Verfügung gestellt werden, sind urheberrechtlich geschützt. Ihre Verwendung ist nur zum persönlichen und nichtgewerblichen Gebrauch erlaubt. Jede Verwendung außerhalb *der engen Grenzen* des Urheberrechts ist ohne Zustimmung des Verlags unzulässig und strafbar. Das gilt insbesondere auch für Vervielfältigungen, Übersetzungen, Mikroverfilmungen und die Einspeicherung und Verarbeitung in elektronischen Systemen.

Vorwort

Willkommen zur neuen Buchreihe »palliativ&«! Mit dieser Buchreihe wollen wir die »Welt« der Palliativ- und Hospizarbeit jeweils mit einer anderen »Welt« verbinden. Wir wollen untersuchen und zeigen, welche Auswirkungen das in den letzten Jahrzehnten neu entstandene Hospiz- und Palliativdenken in andere Bereiche hat, und was wir andererseits auch aus diesen anderen »Welten« für die Palliativ- und Hospizversorgung lernen können.

Um dies bespielhaft darzustellen, eignet sich der Bereich Schule besonders gut. Im Gegensatz zu vielleicht anderen Bereichen der Medizin haben die Palliativmedizin und Palliativversorgung einen zutiefst gesellschaftspolitischen Anspruch. Die Hospizbewegung als eine Bewegung von Bürgerinnen und Bürgern war aus der Motivation heraus entstanden, schwerstkranke, sterbende Menschen und ihre Angehörigen gut zu begleiten und palliativ zu versorgen. Gleichzeitig ist es immer schon Anspruch der Hospizbewegung, Sterben aus der Tabuzone unserer Gesellschaft zu holen. Hier gibt es seit den 1980er Jahren in Deutschland große Fortschritte. Immer noch aber finden Auseinandersetzung und Dialog in unserer Gesellschaft über Sterben, Tod und Trauer zu wenig statt und bedarf es besserer Informationen über die Möglichkeiten einer hospizlich-palliativen Betreuung – ganz im Sinne der Charta zur Betreuung schwerstkranker und sterbender Menschen und im Sinne einer »Caring Community«, einer sorgenden Gemeinschaft.

Dies zu befördern ist eine der zentralen Aufgaben der Hospizbewegung. So öffnen Hospize schon lange auch z. B. ihre Tore zur Mitarbeit durch Schülerinnen und Schüler, wie ich (RV) es selbst in einem schottischen Hospiz bereits vor mehr als 30 Jahren kennenlernen konnte.

Diesem Geist folgen auch die Mitte der 2000er Jahre gestarteten Projekte, die Themen Sterben, Tod und Trauer auch in Schulen zu bringen. Das früher in Düren gestartete Projekt »Hospiz macht Schule«[2] wendet sich an Schülerinnen und Schüler der Grundschulen, dieses vorliegende Projekt »Endlich. Umgang mit Sterben, Tod und Trauer. Ein Konzept für Schülerinnen und Schüler der Jahrgangsstufen 9 bis 13.« spezifisch an Jugendliche weiterführender Schulen. Beide Projekte haben das Ziel, jeweils mit einer doch sehr unterschiedlichen Zielgruppe, die Themen Sterben, Tod und Trauer Kindern und Jugendlichen sozusagen in Form eines präventiven Ansatzes näher zu bringen. Die für uns überraschende Erfahrung mit diesem Projekt war, dass die große Mehrheit der älteren Schülerinnen und Schüler in weiterführenden Schulen bereits in ihrem eigenen Erleben in Kontakt mit Sterben und Tod gekommen war, wir also die Themen nicht hineinbringen mussten, sondern es eher das Ziel ist, Raum für Reflexion zu schaffen. Diese Themen stehen schon heute auf der Agenda vieler Lehrpläne – jeweils an verschiedenen Stellen wie Ethik, Religion und Philosophie; sie werden aber bisher nicht in dieser interaktiven Tiefe dargestellt. Dieser Ansatz hat sich jedoch als sehr Erfolg versprechend und für alle Seiten fruchtbar herausgestellt.

In diesem Band nun finden sich – nach einer erläuternden Einleitung über Hintergründe und das Pilotprojekt – vor allem das Curriculum zur Durchführung der Module im Unterricht sowie das Curriculum zur Multiplikatorenschulung. Beide sind im Rahmen des mehrjährigen Pilotprojektes an allen Schulformen vielfach erprobt und in der Diskussion mit Expertinnen und Experten fortlaufend weiterentwickelt worden. Allerdings wird es nicht genügen, sich nun einfach dieses Buch zu nehmen und den Projektunterricht in Schulen anzubieten, sondern zum eigenen Schutz und dem Schutz von Kindern und Jugendlichen sowie ihrer Lehrerinnen und Lehrer halten wir es für essenziell, vor der konkreten Durchführung vor Ort an einer Multiplikatorenschulung und nachfolgend an den dort erläu-

---

2 Graf, G.: Hospiz macht Schule. Curriculum zur Vorbereitung Ehrenamtlicher im Umgang mit Tod und Trauer für Grundschulen, der hospiz verlag, Wuppertal, 2010

terten Maßnahmen zur Qualitätssicherung teilzunehmen. Es ist uns wichtig, explizit darauf hinzuweisen, um das Projekt im Interesse aller Beteiligten zum Erfolg zu bringen.

An dieser Stelle gebührt herzlicher Dank ganz besonders den beiden Autorinnen, die nicht nur dieses Buch zusammengestellt haben, sondern das Projekt selbst mit so viel Leben erfüllen. Der Dank richtet sich auch an den inzwischen bereits leider verstorbenen Mitinitiator, Dr. Wolfgang Heide, Schuldirektor am Christophorus Jugenddorf CJD Königswinter, ohne dessen Unterstützung dieses Projekt nie begonnen hätte. Danken möchten wir auch dem Deutschen Hospiz- und PalliativVerband e. V., der in der Pilotphase dieses Projekt auch finanziell unterstützte und auch weiterhin ideell mitträgt sowie dem Bundesfamilienministerium, insbesondere Frau Adelheid Braumann und Frau Petra Weritz-Hanf, die über lange Jahre das Projekt auf vielfältige Weise unterstützt haben. Auf Landesebene danken wir dem Gesundheitsministerium des Landes NRW in Düsseldorf, Frau Ministerin Barbara Steffens sowie Herrn Jürgen Schiffer, Herrn Wilhelm Roosen und jetzt Herrn Dr. Heribert Müller und Frau Patricia Winterer-Jasper. Insbesondere aber wollen wir den vielen Lehrerinnen und Lehrern sowie den Hospizdiensten vor Ort und den zahlreichen Ehrenamtlichen danken, die bereits jetzt das Projekt umsetzen und mit Leben erfüllen.

Prof. Dr. med. Raymond Voltz *Dr. med. Birgit Weihrauch*
Herausgeber *Herausgeberin*

Grußworte

Grußwort von Barbara Steffens, Ministerin a. D. für Gesundheit, Emanzipation, Pflege und Alter des Landes Nordrhein-Westfalen[3]

Sterben und Tod – wir begegnen diesem Thema oft mit Sprachlosigkeit, Unsicherheit und Hilflosigkeit. Doch Sterben und Tod sind wie die Geburt Teil des Lebens. Während Menschen früher viel öfter im Kreis der Familie starben, geschieht dies heute meist im Krankenhaus oder im Heim. Der Tod wird ausgeblendet. Es bleiben Trauer und Verlustgefühle, mit denen wir umgehen müssen.

Besonders schwer fällt das jungen Menschen. Todeserfahrungen im engeren Umfeld sind für sie meist neu. Sie sind verletzlicher als Erwachsene und es fehlt ihnen in der Regel an Erfahrungen im Umgang mit Lebenskrisen. Erschwerend kommt hinzu, dass Kinder und Jugendliche mit ihren Gefühlen und Ängsten vielfach allein sind – zum einen, weil in der Familie und in der Gesellschaft wenig darüber gesprochen wird, durchaus im Bemühen, Kummer und Leid von ihnen fernzuhalten, zum zweiten, weil Erwachsene dem Thema Tod häufig selbst hilflos gegenüberstehen und es deshalb gern verdrängen.

Wenn junge Menschen mit anderen Trauer teilen, dann geschieht dies sehr oft mit Gleichaltrigen in der Schule. Deshalb kann das schulische Umfeld bei der Bewältigung von Trauergefühlen eine wichtige Rolle spielen. Hier setzt der Projektunterricht zum Umgang

---

3 Barbara Steffens war Ministerin vom 15. Juli 2010 - 30. Juni 2017.

mit Sterben, Tod und Trauer des Zentrums für Palliativmedizin der Universität Köln an. Er bietet Schülerinnen und Schülern einen geschützten Rahmen, sich mit Sterben und Tod auseinander zu setzen sowie Halt und Orientierung zu gewinnen. Die jungen Menschen werden darin bestärkt, ihren eigenen seelischen Nöten und Bedürfnissen achtsam und mit der nötigen Selbstfürsorge zu begegnen. Die positiven Stimmen vieler Teilnehmerinnen und Teilnehmer lassen hoffen, dass die Jugendlichen so zu einem deutlich angstfreieren Umgang mit Tod und Trauer finden können.

Besonders überzeugend an dem Konzept des Projektunterrichts finde ich, dass Schulen und ambulante Hospizdienste eng zusammenarbeiten. Die besonders geschulten Mitarbeiterinnen und Mitarbeiter der Hospizdienste und die Lehrerinnen und Lehrer unterstützen sich gegenseitig bei der Diskussion dieses schwierigen Themas. So können sich verschiedene Kompetenzen ergänzen und beide Seiten können voneinander profitieren.

Darüber hinaus trägt das Projekt zu einem offeneren Umgang mit dem Sterben in unserer Gesellschaft bei. Wenn Jugendliche das Thema »Verlust und Abschiednehmen« in der Schule diskutieren, hilft das, Sterben und Tod als Teil des Lebens zu akzeptieren. Für diesen wichtigen Beitrag, der zugleich den notwendigen gesellschaftlichen Diskurs über Sterben und Tod voranbringt, danke ich den am Projekt Beteiligten sehr herzlich. Dem vorliegenden Curriculum wünsche ich eine weite Verbreitung und vielfache Anwendung an Schulen.

Barbara Steffens
Ministerin für Gesundheit, Emanzipation, Pflege und Alter
des Landes Nordrhein-Westfalen

Grußwort von Prof. Dr. med. Winfried Hardinghaus, Deutscher Hospiz- und PalliativVerband e. V.

Liebe Leserinnen und Leser,

Kinder erleben heute kaum noch ein Sterben im familiären Kontext. Um den Umgang mit Verlust, Trauer, Tod und Sterben beizeiten zu erlernen und Wissen über die Möglichkeiten der hospizlichen Betreuung und Begleitung am Lebensende zu erlangen, ist die frühzeitige Beschäftigung mit diesen Themen aber unerlässlich. Hier kommt Bildungseinrichtungen wie dem Kindergarten und der Schule eine wichtige Rolle zu. Der Deutsche Hospiz- und PalliativVerband macht seit vielen Jahren mit entsprechenden Projekten für Schülerinnen und Schüler der 3. und 4. Klasse sehr gute Erfahrungen damit, die Lebensthemen Krankheit, Sterben, Tod und Trauer zu den Kindern zu bringen.

Aber auch für ältere Schülerinnen und Schüler gibt es mittlerweile verschiedene Formate, um den Umgang mit diesen existentiellen Themen einzuüben, so etwa das Projekt »Umgang mit Sterben, Tod und Trauer. Ein Konzept für Schülerinnen und Schüler der Jahrgangsstufen 9 bis 13«, zu dem mit dieser Publikation ein Handbuch für Multiplikatoren vorgelegt wird. Der DHPV war bei der Entwicklung des Konzeptes ab dem Jahr 2010 als Kooperationspartner beteiligt. Umso mehr freuen wir uns, dass es mittlerweile eine gut erprobte Projektpraxis gibt. Die Erfahrungen aus der Umsetzung des Projektes in zahlreichen Schulen sind in das vorliegende Handbuch eingeflossen.

Unser Ziel ist es, immer mehr Schulen von der Notwendigkeit und dem Nutzen eines solchen Projektes zu überzeugen. Zwar finden die genannten Themen zum Teil bereits heute Beachtung in den Schulen, allerdings bisher nur punktuell etwa in Ethik, Religion, Philosophie und Deutsch. Eine explizite Aufnahme in die Lehrpläne gibt es bisher nicht. Aber nur durch diese Implementierung, zusammen mit einer entsprechenden Ausbildung von Lehrerinnen und Lehrern und dem notwendigen Zeitkontingent, kann die Auseinandersetzung mit diesen existentiellen Lebenssituationen auf struktureller Ebene im Bildungswesen verankert werden.

Die bisherigen Erfahrungen mit dem Projekt »Umgang mit Sterben, Tod und Trauer« sind durchgehend positiv, sowohl für die beteiligten Kinder und Jugendlichen, als auch für die Lehrerinnen und Lehrer. Diese, so weiß ich, schätzen vor allem die Möglichkeit, Schülerinnen und Schüler präventiv auf den Umgang mit Krankheit und Sterben, eigener und fremder Trauer vorzubereiten und die jungen Menschen in Krisensituationen bzw. bei persönlicher Betroffenheit adäquat begleiten zu können. Deshalb wünsche ich dem Projekt und allen, die zu seiner Verbreitung beitragen, weiterhin viel Erfolg.

Prof. Dr. med. Winfried Hardinghaus
Vorsitzender des Deutschen Hospiz- und PalliativVerbands

Danksagung

Wir danken dem Bundesministerium für Familie, Senioren, Frauen und Jugend und dem Deutschen Hospiz- und PalliativVerband e.v. für die Förderung und allen Schülerinnen und Schülern für ihre Bereitschaft und ihren Mut, sich auf dieses schwierige Thema einzulassen. Auch bedanken wir uns bei den Schulleiterinnen und Schulleitern sowie den Lehrkräften, die diesen Projekttag an ihrer Schule durchgeführt haben.

Ebenfalls Anne Müller möchten wir vor allem für ihr Fachwissen als Lehrerin sehr danken. Durch ihr kritisches Hinterfragen und ihre wertvollen Hinweise hat sie wesentlich zur Erarbeitung der Curricula beigetragen.

Darüber hinaus möchten wir Dr. Paul Kaser herzlich danken, der uns immer mit Rat zur Seite stand, uns bei dem systematischen Aufbau unterstützte und als Fachfremder zeigte, wo noch Erklärungsbedarf bestand.

Ein letzter Dank gilt allen Expertinnen und Experten der drei durchgeführten Symposien für die vielen hilfreichen Anregungen und konstruktiven Hinweise.

Nicole Nolden und Kirsten Fay

A
Hintergrund

1
Sterben, Tod und Trauer in unserer Gesellschaft

Das Thema »Sterben, Tod und Trauer«, das in der Vergangenheit teilweise völlig verdrängt wurde, nimmt nun wieder Einzug in unsere Gesellschaft. Befragungen wie z. B. eine repräsentative Bevölkerungsbefragung im Juni 2012[4] haben ergeben, dass sich die Bevölkerung eine intensivere gesellschaftliche Auseinandersetzung mit dieser Thematik wünscht. Dennoch findet diese vor allem

---

4 DHPV Repräsentative Bevölkerungsbefragung zu: »Sterben in Deutschland – Wissen und Einstellungen zum Sterben«, 20.8.2012

mit Kindern und Jugendlichen im persönlichen, familiären und gesellschaftlichen Leben noch immer viel zu wenig statt. Viele Menschen begegnen diesem Thema mit Sprachlosigkeit, Unsicherheit und Hilflosigkeit in dem Bemühen, Kummer und Leid von jungen Menschen fernzuhalten. Dennoch sollte man Heranwachsende nicht grundsätzlich von belastenden Erlebnissen fernhalten, denn in Umfragen sagen Jugendliche aus, sie seien besonders in schwierigen Situationen, die sie durchleben mussten, gereift (Timmermanns et al., 1998).

Die Phase der Pubertät bringt nicht nur körperliche Veränderungen mit sich, sondern rückt ebenfalls die Suche nach der eigenen Persönlichkeit und der Rolle in der Gemeinschaft sowie das Streben nach Unabhängigkeit in den Fokus der jungen Menschen. Gleichzeitig empfinden sie teilweise Unsicherheit, Instabilität, Angst und starke Gefühlsschwankungen. Sie konzentrieren sich verstärkt auf ihre eigenen Gefühle und haben zugleich große Mühe, ihre Emotionen auszudrücken. Manchmal wirkt es auf Erwachsene, als könne sie oder er den unsichtbaren Schutzwall des Jugendlichen nicht durchbrechen.

Die heutige Generation heranwachsender Menschen ist schon in der Schule einem hohen Leistungsdruck ausgesetzt. Die Sorge um ihre berufliche Zukunft und das Risiko der Arbeitslosigkeit und des sozialen Abstiegs werden oft zu einem ständigen Begleiter. Das daraus folgende instabile Selbstbewusstsein und die vielen Aufgaben an der Schwelle des Erwachsenwerdens erschweren es Jugendlichen, ihrer Trauer im Falle des Todes eines nahestehenden Menschen adäquat zu begegnen und mit ihr umzugehen. Der Tod einer geliebten Person kann Heranwachsenden den Boden unter den Füßen wegziehen (Trampert, 2006). Jugendliche haben bis zu ihrem 16. Lebensjahr ähnliche Vorstellungen vom Tod wie die Erwachsenen (Gesell et al, 1968), sind jedoch wesentlich verletzlicher (Petermann, 2002). In manchen Fällen kann es zu Schuldgefühlen beim Tod eines Elternteils oder Geschwisters kommen. Jugendliche versuchen, ihre trauernden Familienmitglieder in dieser Ausnahmesituation zu schützen, indem sie ihre eigenen Sorgen vor den

Erwachsenen verbergen und sich in der Krise gern furchtlos zeigen (Schwarz, 2008).

Eine typische Trauerreaktion von Jugendlichen ist, die eigenen Unabhängigkeitsbestrebungen aufzugeben und verstärkt Verantwortung im Familiensystem zu übernehmen. Erlerntes wird zum Teil wieder vergessen, und die Konzentration kann nachlassen. Manchmal ziehen sich die Jugendlichen allein zurück und vermeiden Unternehmungen mit ihren Freunden. Sie spüren, dass sie sich durch den Verlust verändert haben und fühlen sich oft von Gleichaltrigen missverstanden. Durch die Aufmerksamkeit, die ihnen durch den Verlust zu Teil wird, stehen sie im Mittelpunkt und fühlen sich beobachtet. Aber auch die Sorge, von anderen ausgegrenzt zu werden führt dazu, dass sie sich möglichst unauffällig verhalten und versuchen, ihre Trauer zu überspielen. Angebotene Hilfe wird oftmals abgelehnt.

Wut und Enttäuschung darüber, verlassen worden zu sein, kann aggressives Verhalten hervorrufen. Die Sorge der Jugendlichen vor dem eigenen Tod oder dem Tod anderer ihnen nahestehender Menschen verursachen Angst. Sie fürchten die damit verbundenen Leiden und Schmerzen durch Krankheit (Ministerium für Kultus, Jugend und Sport, Baden-Württemberg, 2004).

Beim Tod eines Elternteils kann zudem eine Idealisierung und Identifizierung mit dem oder der Verstorbenen beobachtet werden. Vor allem bei Jugendlichen kommt es vor, dass sie sich verpflichtet fühlen, den Platz der verstorbenen Person in der Familie mit allen Aufgaben einzunehmen und sich damit unter Umständen überfordern.[5]

Neben dem Zuhause ist die Schule der bedeutsamste Ort, an dem sich Jugendliche aufhalten. Häufig verbringen die jungen Menschen mehr Zeit mit ihren Klassenkameradinnen und -kameraden als mit ihren Eltern. Man kann davon ausgehen, dass sich in jeder Schulklasse auch Jugendliche in einer akuten Trauersituation um eine enge

---

5 http://schulpastoral.drs.de

Bezugsperson befinden. Die Themen »Sterben, Tod und Trauer, Verlust und Vergänglichkeit« tangieren also alle Schülerinnen und Schüler, wenn auch in unterschiedlicher Häufigkeit und Intensität. Hinzu kommt der von Jugendlichen oft genannte Wunsch, die Themen Suizid und Jenseitsvorstellung im Unterricht zu behandeln. Wenn Jugendliche überhaupt mit anderen ihre Trauer teilen, dann vornehmlich mit engen Freunden, in der Regel mit Mitschülerinnen oder Mitschülern. Somit erhält die Schule eine hohe Bedeutung für die Bearbeitung der Trauer.[6]

Punktuell wird das Thema Sterben, Tod und Trauer in den Unterrichtsfächern Religion, Philosophie, Ethik, Deutsch und LER (Lebenskunde, Ethik, Religion) behandelt, doch eine explizite Aufnahme dieser Thematik in die Schulprogramme findet nicht statt (Jenessen, 2007). Jedoch haben besonders Jugendliche im Alter zwischen 15 und 18 Jahren, wenn sie einen Trauerfall erleiden, extreme Schwierigkeiten, mit dieser neuen Situation umzugehen und sie zu bewältigen.

Gefühle haben in der Schule eher wenig Raum. Ein solches Projekt ist schon deshalb für alle Schulen hilfreich. Es kann Jugendlichen Geborgenheit und Sicherheit geben und ihnen Hilfen bieten, Trauer oder Sorgen emotional und auch verbal zu verarbeiten. Es unterstützt die Entwicklung der Persönlichkeit und leitet die Schülerinnen und Schüler an, für Krisenfälle hilfreiche Bewältigungs- und Denkstile zu entwickeln.[7] Kinder, die sich mit Sterben, Tod und Trauer frühzeitig auseinandersetzen, entwickeln nach den Erfahrungen des Projektunterrichts von »Hospiz macht Schule« für Grundschulen erst gar keine Ängste. Prävention sollte deshalb ausdrücklich Vorrang vor Krisenintervention haben.[8]

---

6 http://www.schulebw.de
7 Saupp, W., Expertensymposium, 2012
8 Graf, G. und Hagedorn, B., Expertensymposium, 2012

1 Sterben, Tod und Trauer in unserer Gesellschaft

Das vorliegende Handbuch für Pädagoginnen und Pädagogen[9] sowie Mitarbeitende aus dem Hospiz- und Palliativbereich[10] geht auf die besondere Situation und die Bedürfnisse dieser Altersgruppe ein und stellt ein konkretes, erfolgreich in der Praxis erprobtes Schulkonzept dar, das hilft, Jugendliche im schulischen Bereich adäquat zu begleiten sowie präventiv zu unterstützen.

---

9 Inbegriffen sind ebenfalls z. B. Schulsozialarbeiterinnen und Schulsozialarbeiter, Schulpsychologinnen und Schulpsychologen oder Schulseelsorgerinnen und Seelsorger.
10 Inbegriffen sind ebenfalls z. B. Trauerbegleiterinnen und -begleiter sowie Klinikseelsorgerinnen und Klinikseelsorger.

2

Pilotprojekt

Entstehung und Konzeptentwicklung

Aus einem ersten Besuch in der CJD Christophorusschule in Königswinter (CJD) in 2007 entwickelte sich im Juni 2009 ein Schülerpraktikum, welches am Zentrum für Palliativmedizin, Uniklinik Köln, und beim Ökumenischen Hospizdienst - Königswinter e. V. durchgeführt wurde. Die beiden Jugendlichen, ein 15-jähriger Junge aus der 11. Klasse und ein 18-jähriges Mädchen aus der 12. Klasse aus dem Hochbegabtenzweig des CJD, zeigten sich sehr interessiert und haben, inspiriert durch diese persönliche Erfahrung, aktiv an diesem Thema mitgearbeitet. Sie führten Feldbefragungen bei ihren Mitschülerinnen und Mitschülern durch. So fanden sie heraus, was junge Menschen in diesem Alter bewegt und was die Jugendlichen zu dem Themenbereich »Sterben, Tod und Trauer« interessiert. Auf diese Weise entstand während der zwei Wochen eine erste Grobversion von Jugendlichen für eine Schulung für Schülerinnen und Schüler. In einem Bericht über ihre Praktikumszeit schrieben die jungen Menschen folgendes:

»Trauer geht jeden etwas an, denn viele junge Menschen haben bereits Erfahrungen in diesem Bereich gemacht: Liebeskummer, Umzug, Verlust von Freundschaften. Scheidung der Eltern oder eben der Tod von geliebten Personen. Wir freuen uns auf die Möglichkeit, andere Menschen in unserem Alter durch unsere gewonnene Erfahrung anzuregen, sich mit dieser Thematik auseinander zu setzen, sich dadurch weiter zu entwickeln, und vielleicht auch mehr Sensibilität für das tägliche soziale Miteinander und die eigene Lebensgestaltung zu gewinnen.«[11]

Aus diesen Vorgedanken entwickelte das Zentrum für Palliativmedizin Ende 2009 ein Projekt mit dem Ziel, das Thema »Sterben, Tod und Trauer« jungen Menschen an weiterführenden Schulen näher zu bringen. Das Projekt strebte an, in einem geschützten Rahmen Jugendlichen das nötige Wissen zu vermitteln und ihnen die Möglichkeit zu bieten, unter ihresgleichen bei schwerer Krankheit, Verlust und Trauer Handlungsstrategien zu erarbeiten. Im Juni 2010 wurde der Projektunterricht erstmalig am CJD getestet und evaluiert. Von Juli 2010 bis Juni 2012 wurde dieses Projekt auf alle Schulformen erweitert. Als Projektpartner wurde der Deutsche Hospiz- und PalliativVerband e. V. (DHPV) mit seiner damaligen Vorsitzenden Dr. Birgit Weihrauch gewonnen, der das Projekt auch finanziell unterstützte. Er war bereits Mitinitiator bei der Entwicklung des Projektes »Hospiz macht Schule« für Grundschulen (Graf, 2010). Dieses Projekt für Grundschulen war in den Jahren 2005 bis 2008 mit Unterstützung des Bundesfamilienministeriums entwickelt worden, in dem bereits junge Kinder spielerisch

---

11 Melanie Tynsmeyer und Henrik Riedasch, Praktikant und Praktikantin im Zentrum für Palliativmedzin, 2009

und altersgemäß an die Themen Sterben, Tod und Trauer herangeführt wurden. Es ist bis heute als ein Kooperationsprojekt zwischen Grundschulen und ambulanten Hospizdiensten in allen Bundesländern umgesetzt worden.

Evaluation der Schülerbefragung[12]

Unser Projektunterricht für Schülerinnen und Schüler an weiterführenden Schulen wurde von Juni 2010 bis Juni 2012 von Mitarbeiterinnen des Zentrums an allen Schulformen (Haupt-, Förder-, Realschule, Berufskolleg, Gymnasium und Gesamtschule) durchgeführt. Ziel war es herauszufinden, ob Schülerinnen und Schüler sowie Lehrpersonen sich auf eine Auseinandersetzung mit dem Thema »Sterben und Tod« einlassen und ob sie davon profitieren. An den Projekttagen mit Vorträgen, Diskussionen, Kreativarbeit und Rollenspielen nahmen insgesamt 231 Schülerinnen und Schüler aus dem Raum Köln und Umgebung teil.

Obwohl in der Vorabbefragung nur mittleres bis wenig Interesse an einem Projekttag bekundet wurde, zeigten sich im Anschluss an die Veranstaltung die meisten Teilnehmer sehr zufrieden. Fast alle würden ihn sogar weiterempfehlen.

Die Mehrzahl der Schülerinnen und Schüler hatte zuvor keine Befürchtungen, sich dem Thema zu nähern und berichtete auch nachher, sich unbefangen äußern zu können.

Fast alle Befragten berichteten, dieser Schultag habe sie angeregt, über ihr eigenes Leben nachzudenken und waren sogar der Ansicht, dieser Projekttag habe dazu beigetragen, mögliche Ängste der Jugendlichen vor dem Sterben zu mindern.

---

12 Poster auf dem Kongress der Deutschen Gesellschaft für Palliativmedizin 2012, Nolden, Fay, Romotzky, Schmitz, Weihrauch, Voltz: »Umgang mit Sterben, Tod und Trauer-Ein Konzept für Schülerinnen und Schüler der Jahrgangsstufen 9 bis 13.«,2012, Wissenschaftliche Publikation in Vorbereitung

2 Pilotprojekt

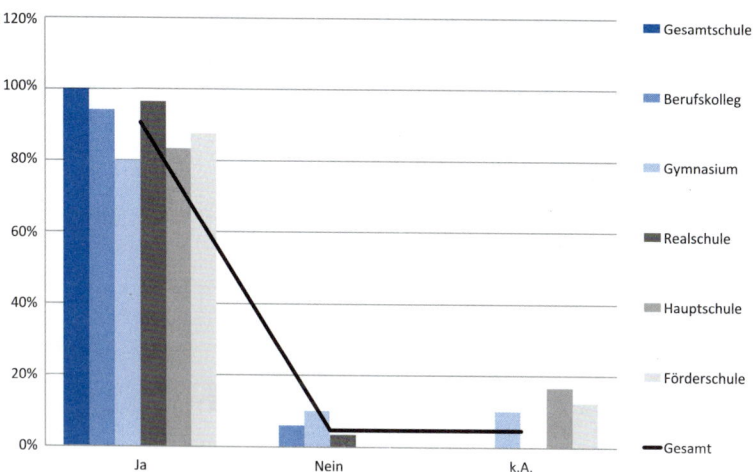

Abb. 1: Daten zur Fragestellung: Würden Sie diesen Projekttag weiterempfehlen? (n=170)

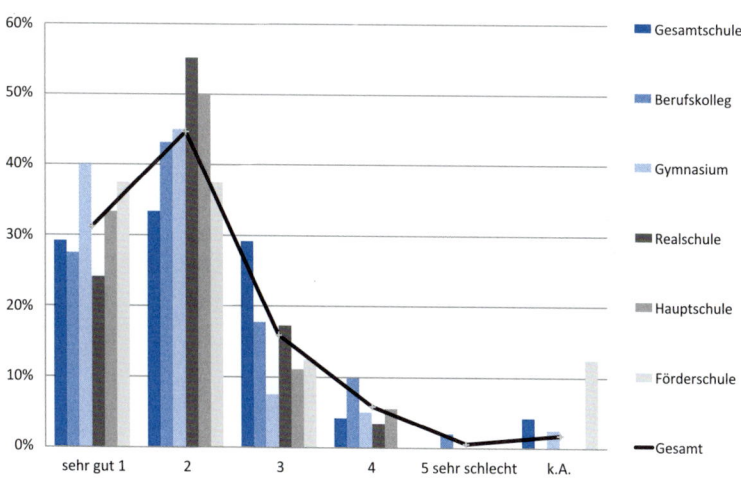

Abb. 2: Daten zur Fragestellung: Wie gut konnten Sie sich unbefangen zu dem Thema äußern? (n=170)

A Hintergrund

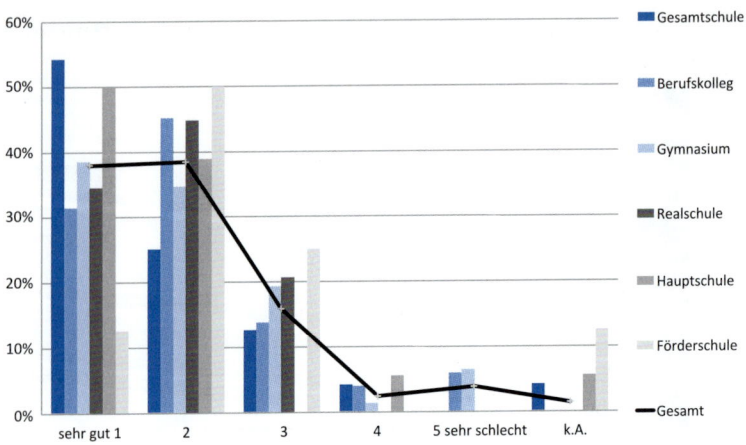

Abb. 3: Daten zur Fragestellung: Wie gut hat Ihnen das Thema dabei geholfen, über Ihr eigenes Leben nachzudenken? (n=208)

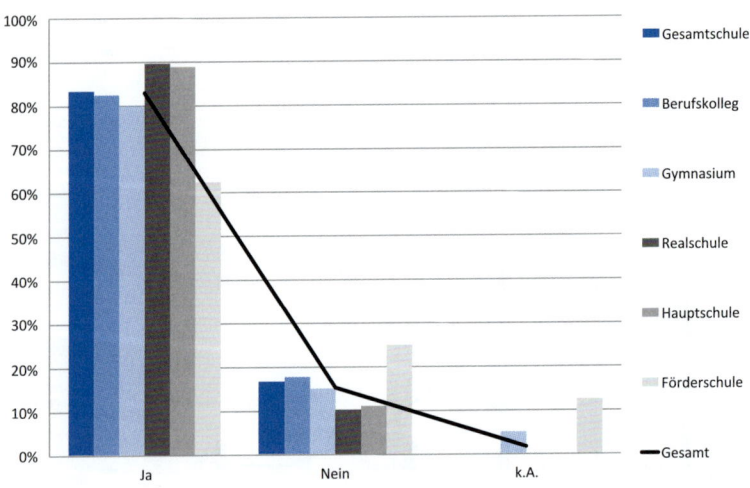

Abb. 4: Daten zur Fragestellung: Glauben Sie, dass der Projektunterricht Schülern helfen kann, mögliche bestehende Ängste vor dem Sterben zu mindern? (n=170)

Mehr als die Hälfte aller Schülerinnen und Schüler bestätigte, dass der Projektunterricht ihnen eine Hilfe geboten habe, mit trauernden und schwerkranken Menschen besser umzugehen.

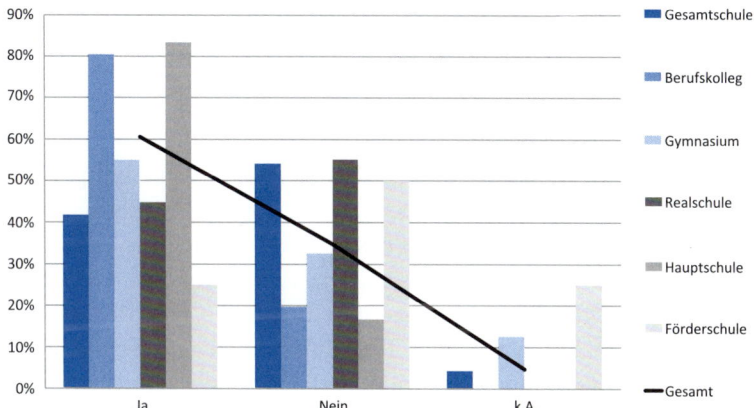

Abb. 5: Daten zur Fragestellung: Glauben Sie, dass der Projektunterricht Schülern helfen kann, mit betroffenen trauernden oder lebensbedrohlich erkrankten Menschen umzugehen? (n=170)

Die überwiegende Mehrheit verfügte bereits über eigene Erfahrungen mit Trauerfällen. In den abschließenden Gesprächsrunden äußerten sich viele Jugendliche erleichtert, dass ein schmerzfreies Sterben dank der Palliativmedizin möglich sei. Fast alle waren der Ansicht, die Schule sei ein geeigneter Ort, an den Themen Sterben, Tod und Trauer zu arbeiten. Die eigene Familie, Freunde und Partner werden in einem Trauerfall als bevorzugte Vertrauenspersonen angesehen.

Erkenntnisse aus drei Expertensymposien

Die umfangreichen Erfahrungen während der Pilotphase wurden mit Expertinnen und Experten aus den Bereichen Palliativmedizin, Hospiz, Schule, Psychologie, Pflege und Ehrenamt auf der Bundes-, Länder- und kommunalen Ebene am 23.10.2012 auf einem Symposium im Bundesamt für Familie und zivilgesellschaftliche Aufgaben in Köln diskutiert. Zwei weitere Symposien fanden im Bundesministerium für Familie, Senioren, Frauen und Jugend in Berlin am 05.12.2013 und 08.12.2015 statt. Finanziert wurden diese drei für die Projektentwicklung sehr wichtigen Veranstaltungen durch das Bundesministerium für Familie, Senioren, Frauen und Jugend.

Erkenntnisse aus zwei Qualitätssicherungsseminaren

Die persönlichen Erfahrungen der bereits geschulten Multiplikatorinnen und Multiplikatoren innerhalb der Multiplikatorenseminare und während der Durchführung des Projektunterrichts in den Schulen wurden auf zwei Qualitätssicherungsseminaren am 07.12.2015 und 03.03.2017 im Bundesministerium für Familie, Senioren, Frauen und Jugend in Berlin von den Teilnehmerinnen und Teilnehmern vorgestellt und mit ihnen diskutiert. Ziel der beiden Veranstaltungen in Berlin war es, den Teilnehmerinnen und Teilnehmern die Möglichkeit eines Erfahrungsaustausches zu geben und die Erkenntnisse daraus auszuwerten und sie für die Weiterentwicklung des Projektes zu nutzen, um dauerhaft eine hohe Qualität sicherzustellen.

Die Multiplikatoren gaben an, dass sie sich durch das Multiplikatorenseminar mit seiner Methodenvielfalt gut vorbereitet und sich während der Durchführung des Projektunterrichts zu keiner Zeit überfordert fühlten. Sie berichteten, dass keine »Krisensituation« während oder nach dem Projektunterricht auftrat, obwohl vereinzelt eine Mobbing-, Sucht- oder Suizidproblematik durch den Projektunterricht aufgedeckt werden konnte. In solchen Fällen wurde weiterführende Hilfe von externen Fachpersonen hinzugezogen.

Gezeigt hat sich, dass 50 % der Teilnehmerinnen und Teilnehmer im Anschluss an das Multiplikatorenseminar als Expertin oder Experte für Trauer von Jugendlichen, Angehörigen und von Kolleginnen und Kollegen aus dem schulischen, hospizlichen sowie psychosozialen Bereich angesprochen wurden. Beratung suchten diese bei den Multiplikatorinnen und Multiplikatoren zum Beispiel in Bezug auf schwer erkrankte und sterbende Menschen, Suizid und plötzlicher Todesfall. Darüber hinaus wurden sie nach Ideen für die Gestaltung eines Workshops mit trauernden Kindern und Jugendlichen oder als Expertin und Experte für einen Lehrerfachtag angesprochen. Erfreulicherweise fühlten sich über 70 % der Multiplikatoreninnen und Multiplikatoren diesen Anforderungen gewachsen, die übrigen immerhin teilweise.

Einige Teilnehmerinnen und Teilnehmer meldeten zurück, dass sie, inspiriert durch das Multiplikatorenseminar, für ihre Schule einen individuellen Notfallkoffer mit Handlungsleitfaden und Material für Trauersituation entwickelt haben.

Ein regelmäßiges Treffen für einen gegenseitigen Erfahrungsaustausch wurde von allen Teilnehmerinnen und Teilnehmern gewünscht.

Die Erkenntnisse aus allen genannten Expertensymposien und Qualitätssicherungsseminaren sind in das gesamte Handbuch eingeflossen.

B

Projektunterricht

1

Voraussetzungen und Organisation

Zentrale Akteure des Projekts sind:

* die ehrenamtlich Mitarbeitenden sowie Koordinatorinnen und Koordinatoren aus Hospiz- und Palliativeinrichtungen[13]

---

13 Inbegriffen sind ebenfalls z. B. Trauerbegleiterinnen und -begleiter sowie Klinikseelsorgerinnen und Klinikseelsorger.

• die Lehrerinnen und Lehrer der nachfolgenden Schulformen[14,15]
  - Berufskolleg
  - Förderschule
  - Gesamtschule
  - Gymnasium
  - Hauptschule
  - Realschule

Die Hospizbewegung hat den gesellschaftlichen Auftrag, die Kompetenz der Menschen zu stärken, um u. a. auch Sterbende zu Hause begleiten zu können. Dazu gehört ebenfalls die frühzeitige und sensible Heranführung junger Menschen an die Themen Sterben, Tod und Trauer. Viele Hospizeinrichtungen haben bereits Erfahrungen mit Projekten für Schülerinnen und Schüler sowie mit Lehrerfortbildungen und vernetzen sich vor Ort. Mitarbeitende im Hospiz- und Palliativbereich sind für diese Aufgabe durch ihre persönlichen Erfahrungen in der Sterbe- und Trauerbegleitung sowie fundierten Aus- und Fortbildungen gut geeignet, diesen Projektunterricht durchzuführen und mit ihren Erfahrungen zu bereichern.

Die Anwesenheit von Lehrerinnen und Lehrern wurde in der anonymen Schülerbefragung ausdrücklich von den meisten Jugendlichen gewünscht, da sie den jungen Menschen Sicherheit vermitteln.

Das Thema sollte interdisziplinär verortet und ins gesamte Kollegium getragen werden, nicht nur an Religions- oder Philosophielehrinnen und -lehrer.[16]

---

14 Darüber hinaus gibt es in den einzelnen Bundesländern weitere Schulformen mit unterschiedlichen Bezeichnungen, die wir hier nicht alle aufgeführt haben. Selbstverständlich sind auch Lehrerinnen und Lehrer dieser Schultypen gemeint.
15 Inbegriffen sind ebenfalls z. B. Schulsozialarbeiterinnen und Schulsozialarbeiter, Schulpsychologinnen und Schulpsychologen oder Schulseelsorgerinnen und Seelsorger.
16 Aussagen im Expertensymposium 2013

Die Mehrheit der Expertinnen und Experten ist der Ansicht, dass die Lehrkräfte an einem solchen Projekttag eine aktive Rolle gemeinsam mit den Hospizmitarbeitenden übernehmen sollten. Über die Aufteilung könnten beide selbst entscheiden. Durch ihre gemeinsame Schulung kann sich eine gute Vernetzung zwischen Schule und dem Hospiz- und Palliativbereich ergeben. Lehrkräfte, die massiven Krisen von Schülerinnen und Schülern, z. B. aufgrund von Gewalt oder Mobbing gegenüber stehen, werden durch eine solche Schulung und durch die Erfahrung aus einem Projekttag gewinnen.[17]

Das Projekt wurde für alle Schulformen gleichermaßen empfohlen. Förderschulen und Regelschulen mit lebensverkürzend erkrankten Kindern und Jugendlichen benötigen sicher in besonderer Weise ein Umfeld von qualifizierten Lehrkräften und informierten Schülerinnen und Schülern sowie Eltern. Mit Einführung der Inklusion betrifft dies jedoch im Grundsatz jede Schule.[18]

Aus der Erfahrung ist es ebenfalls sinnvoll, Mitarbeiterinnen und Mitarbeiter aus weiteren psychosozialen Teams mit einzubeziehen, wie z. B. aus den Bereichen der Schulpsychologie, Sozialarbeit oder Seelsorge.

Künftig ist es sicherlich lohnenswert, über den Vorschlag der Expertinnen und Experten nachzudenken, nicht allein Lehrkräfte sowie Hospiz- und Palliativmitarbeitende als Multiplikatoren einzusetzen, sondern auch Kinder und Jugendliche zu befähigen, ähnlich wie Streitschlichter, ihre Mitschülerinnen und Mitschüler in diesem Bereich zu beraten.[19]

Zeitrahmen

Die Schulen entscheiden selbst über den Zeitrahmen des Projektunterrichts. Zur Auswahl stehen:

---

17 Aussagen im Expertensymposium 2013
18 Aussagen im Expertensymposium 2012
19 ebd.

B Projektunterricht

- Ein ganzer Tag
- Zwei halbe Tage
- Einzelne Module

Die Befassung mit den Themen

- Sterben und Tod
- Trauer

soll verbindlich eingehalten werden. Je nach zeitlichen Kapazitäten und Interesse kann auch das Thema Suizid mit ergänzenden Übungen einbezogen werden.

Als vorteilhaft wurde es angesehen, den Projektunterricht an zwei Tagen mit einer Pause dazwischen durchzuführen. Wenigstens zwei Tage seien, nach den vorliegenden Erfahrungen, für solch ein Thema angemessen und wünschenswert. Eine wichtige Frage ist jedoch, welche zeitlichen Kapazitäten dafür in der Schule bestehen, neben all den anderen Aktivitäten.[20]

Ein mögliches zeitliches Problem ergibt sich bei der Unterbringung des Projekttages innerhalb der ohnehin straffen Unterrichtsplanung. Hier könnte man alternativ zum Beispiel einen Tag innerhalb eines zweiwöchigen Schülerpraktikums für den Projektunterricht verwenden.[21]

Den Projekttag als Vorbereitung auf ein Sozialpraktikum zu nutzen, wurde und wird bereits erfolgreich an der CJD Christophorus Schule Königswinter umgesetzt. Dieses fortlaufende und autonome Projekt wird im gymnasialen Zweig des CJD jährlich parallel in allen sechs Klassen der Jahrgangsstufe 10 durchgeführt. Vorab wurden dafür sechs Lehrerinnen und Lehrer innerhalb eines Multiplikatorenseminars sowie Mitarbeitende des lokalen, ambulanten Hospizdienstes »Ölberg Ökumenischer Hospizdienst Königswinter e. V.« geschult.

---

20 Aussagen im Expertensymposium 2012
21 Aussagen im Expertensymposium 2013

Aufgrund der positiven Erfahrungen möchte das CJD ab 2017 diesen Projektunterricht ebenfalls in dem ihm angeschlossenen Realschulbereich fest etablieren.

Durchführung des Unterrichts

Der Projektunterricht wird in einer Schulklasse von zwei Personen durchgeführt, die vorab an der zweitägigen Multiplikatorenschulung teilgenommen haben. Idealerweise besteht das Team aus einem Hospizmitarbeitenden und einer Lehrkraft. Anstelle von Mitarbeitenden aus Hospizdiensten können auch z. B. Trauerbegleiterinnen und Trauerbegleiter und anstelle von Lehrkräften können auch z. B. Schulsozialarbeiterinnen und -sozialarbeiter diese Funktion übernehmen. Sie können sich auf diese Weise vor Ort vernetzen und von ihren jeweiligen Kompetenzen und Erfahrungen profitieren. Ein wichtiges Argument für die Durchführung des Projektunterrichts im Zweierteam ist, dass sich eine Referentin oder ein Referent ggf. um betroffene Jugendliche kümmern kann, während der oder die andere den Projekttag fortsetzt.

Grundsätzlich ist die Teilnahme an diesem Projektunterricht für alle Schülerinnen und Schüler verbindlich. Aufgrund persönlicher Betroffenheit sollte für betroffene Jugendliche die Möglichkeit bestehen, an einem parallel stattfindenden Unterricht teilzunehmen. Die Erfahrung hat jedoch gezeigt, dass besonders die persönlichen Berichte der Teilnehmerinnen und Teilnehmer den Projektunterricht bereichern.

1.1 Ablaufplan der Projektdurchführung mit Zeitschiene

6 Monate bis 1 Jahr vorher	30 Tage vorher	14 Tage vorher	14 Tage vorher	7 Tage vorher	Termin X	Am Ende des Projektunterrichts	30 Tage später
Kontakt zur Schule über Schulleitung oder Lehrperson	Treffen mit Lehrkräften zur Vorbesprechung	Elternabend, wenn gewünscht	Vorabfragebögen	Einkauf aller Materialien/ erneute Absprache mit Lehrkräften nach Auswertung der Fragebögen und des Elternabends/ Ausarbeitung des Projektunterrichts	Durchführung des Projektunterrichts	Feedbackbögen	Nachgespräch mit Lehrkraft / Evaluation der Feedbackbögen zur Besprechung auf dem Qualitätssicherungsseminar

Abb. 6: Ablaufplan der Projektdurchführung.

1.2 Kontakt zur Schule

Zur Erleichterung der Kontaktaufnahme mit der Schulleitung und Bewerbung des Projektes wurden zwei Faltblätter entwickelt. Das erste Faltblatt für Schülerinnen und Schüler sowie für Eltern beschreibt die Inhalte und die Durchführung des Projektunterrichts. Hier kann die durchführende Organisation (z. B. Hospizverein) und die verantwortliche Ansprechpartnerin bzw. der verantwortliche Ansprechpartner in das dafür vorgesehene Feld eingetragen werden. Ein weiteres Faltblatt für interessierte Lehrerinnen und Lehrer sowie Mitarbeitende aus dem Hospiz- und Palliativbereich dient als Informationsbroschüre für die Multiplikatorenseminare mit Kontaktadressen. Hilfreich für uns war es außerdem, einen dreiminütigen Film zu zeigen, in dem zwei Lehrerinnen und zwei Hospizmitarbeitende sowie Jugendliche über ihre positiven Erfahrungen mit früheren Projektunterrichten berichten.[22] Unterstützt die Schulleitung die Umsetzung des bereits in anderen Schulen erfolgreich, klassenübergreifend durchgeführten Projektunterrichts, sollten vorab interessierte Lehrerinnen und Lehrer an der Multiplikatorenschulung teilnehmen.[23] Damit sind sie befähigt, den Projektunterricht kompetent durchzuführen.

---

22 Zugang zu dem Faltblatt für die Multiplikatorenseminare sowie dem Kurzfilm mit Erfahrungsberichten über den Projektunterricht erhalten Sie im Multiplikatorenseminar. Beide Flyer können auf der Homepage des Zentrums für Palliativmedizin der Uniklinik Köln heruntergeladen werden unter dem Link: https://palliativzentrum.uk-koeln.de/zentrum/gesellschaft-oeffentlichkeit/¬schulprojekt/.

23 Die Multiplikatorenschulung wird regelmäßig in der Dr. Mildred Scheel Akademie, Köln angeboten. Anfragen bitte unter msa@krebshilfe.de. Eine bundesweite Ausweitung auch auf weitere Anbieter, insbesondere Hospiz- und Palliativ-Akademien soll zu einem späteren Zeitpunkt erfolgen. Auf Anfrage werden auch Multiplikatorenseminare individuell vor Ort durchgeführt. Anfragen bitte unter palliativzentrum-schulprojekt@uk-koeln.de.

Die Schulleiterin oder der Schulleiter unterzeichnet vor Durchführung des Projekttages eine Einwilligungserklärung, in der sie oder er auch eine verantwortliche Lehrkraft benennt, die den Schülerinnen und Schülern nach Abschluss des Projekttages als Ansprechperson zur Verfügung steht (Einverständniserklärung der Schulleitung ▶ Kap. D.4).

Befürwortet die Schulleitung die Umsetzung des Projekts, treffen sich die geschulten Lehrkräfte und die Mitarbeitenden aus dem Hospiz- und Palliativbereich, um die konkrete Umsetzung des Projektunterrichts zu besprechen und zu planen. Gegebenenfalls findet ein weiteres Vortreffen zur Besprechung innerhalb der Schule mit mehreren involvierten Kontaktpersonen, z. B. Lehrpersonen, Beratungslehrerinnen und -lehrern, Schulpsychologinnen und -psychologen oder Schulleiterinnen und Schulleitern statt. Hierfür sollte genügend Zeit eingeplant werden.

1.3 Beachtung vergangener Krisen

»Krise kann ein produktiver Zustand sein. Man muss ihr nur den Beigeschmack der Katastrophe nehmen.«[24] Eine Krise bedeutet nicht automatisch, dass ein krankhafter Zustand entsteht. Sie kann jeden Menschen zu jeder Zeit treffen, muss jedoch nicht unweigerlich zu einer Katastrophe führen (Golan, 1983, Seite 62). Jugendliche können auch gestärkt aus einer solchen Situation hervorgehen, wenn sie eine gute Begleitung erfahren.

Bei der Planung eines Projektunterrichtes muss darauf geachtet werden, ob in der Vergangenheit bereits Krisen an der jeweiligen Schule stattgefunden haben. In einem solchen Fall kann man davon

---

24 zitiert nach Max Frisch: Mein Name sei Gantenbein, Suhrkamp Verlag, Berlin, 1964

ausgehen, dass die Schülerinnen und Schüler immer noch unter dem Eindruck dieses Ereignisses stehen. Der Projekttag kann dann schmerzhafte Erinnerungen auslösen. Durch den Projektunterricht werden alle gezwungen, sich erneut mit dem Erlebten auseinander zu setzen. Die Behandlung dieses Themas im Unterricht kann den Trauerprozess wieder aufflammen lassen. Nachbetreuung und Interventionen in Krisensituationen müssen daher in einer solchen Schule sorgfältig bedacht werden.

Für die Durchführung des Projekttages in Klassen, die in der Schule schon einmal ein traumatisches Ereignis (Mord, Suizid etc.) erlebt haben, bedeutet das, sehr sorgsam auf die unterschiedlichen Gefühle der einzelnen Schülerinnen und Schüler einzugehen und das Erlebte zu berücksichtigen. Dabei sollten die Referentinnen und Referenten die Jugendlichen immer wieder ermutigen, ihre eigenen Gefühle wahrzunehmen und auf Wunsch mitzuteilen. Sie müssen ebenfalls darauf hingewiesen werden, dass sie aus dem Projektunterricht herausgehen können, wenn die emotionale Belastung zu groß wird. Während dieser Auszeit sollten sie von einer Person begleitet werden.

Wichtig zu wissen ist ferner, wie nahe einzelne Schülerinnen und Schüler der verstorbenen Person standen. Enge Freunde und daher stark betroffene Jugendliche verhalten sich teilweise im Projektunterricht besonders auffällig. Gerade diesen Heranwachsenden sollte man besondere Aufmerksamkeit schenken und sie nicht als »Störenfriede« ansehen. Bei besonderer persönlicher Betroffenheit einer Schülerin oder eines Schülers sollte angeboten werden, dass sie oder er sich eine Vertrauensperson oder eine/einen der Referentinnen oder Referenten auswählt und mit dieser Person kurzzeitig den Raum verlässt. Es muss darauf hingewiesen werden, dass das Schulgelände nicht verlassen werden darf und dass die beiden nach einem festgelegten Zeitraum zurückkommen.

Während der Durchführung des Projekttages kann man nicht vorhersehen, durch welches Wort, welche Geste, welchen Geruch oder welches Gefühl man einen bestimmten Schlüsselreiz auslöst, der das Erlebte wieder ganz präsent werden lässt. Für manche Jugendliche bedeutet dies eine Reaktion, die sie überraschen und der sie sich zunächst hilflos gegenübersehen. Diese Problematik sollte man innerhalb der Klasse ansprechen und darauf hinweisen, dass solche Reaktionen möglich sind und sogar hilfreich sein können. Es ist besser, wenn solche Gefühle in einem geschützten Rahmen aufbrechen, als in unkontrollierter Umgebung ohne kompetente Unterstützung.

Fragt man Jugendliche, was sie sich damals nach dem schlimmen Ereignis gewünscht hätten, bzw. was ihrer Meinung nach hätte anders ablaufen können, bietet man den Schülerinnen und Schülern die Chance, sich zu öffnen. Man kann über erlebte Gefühle sprechen und erhält einen guten Zugang zu den betroffenen jungen Menschen. Das Erzählen und das immer wiederkehrende Berichten über die erlebte Situation ist Teil der Verarbeitung. Es ist schön, wenn der Fokus auf die positiven damaligen Erlebnisse gelegt werden kann, wie z. B. die gegenseitige Unterstützung der Schülerinnen und Schüler, die große Verbundenheit in der Klassengemeinschaft oder die besonders einfühlsame Begleitung durch die selbst sehr betroffene Klassenlehrerin bzw. den Klassenlehrer.

Menschen vergessen es niemals, wenn sie in einer Krise eine gute Begleitung erfahren haben. Der negativen Erfahrung werden positive Erlebnisse zur Seite gestellt. Die plötzliche Verbundenheit von Menschen und die erlebte Nähe durch Gespräche, gemeinsames Aushalten und Trauern haben Einfluss darauf, ob das Erlebte im Rückblick ausschließlich als belastend angesehen wird (Ministerium für Kultus, Jugend und Sport, Baden-Württemberg, 2004).

1.4 Elternabend

Die bittere Begegnung mit dem Tod eines geliebten Menschen bevor geeignete Bewältigungsstrategien entwickelt wurden, verursacht große Anspannung. Die bis dahin sichere Welt der Heranwachsenden wird erschüttert. Das Unabwendbare trifft sie mit der gleichen Wucht wie Erwachsene. Ob sich der Trauerweg positiv entwickelt, ist abhängig von dem bereits entwickelten Selbstvertrauen, dem psychischen Gesundheitszustand und in besonderem Maße von den sie umgebenden erwachsenen Menschen, die sich selbst hinreichend mit dem Tod auseinandergesetzt und mit der Todesangst befasst haben (Unverzagt, 2007, S. 78).

Eine gute und stabile Beziehung zu den Eltern ist eine der bedeutendsten Grundlagen für beharrliches Vertrauen in die Zukunft und für Selbstvertrauen (Münchmeier, 2001, S. 250 ff).

Der Projekttag muss sorgfältig vor- und nachbereitet werden, damit er sich nachhaltig auswirkt. Die erwachsenen Bezugspersonen der Jugendlichen sollten dabei mit einbezogen werden. Daher möchte dieses Projekt ebenfalls die Eltern unterstützen und ermutigen, auch innerhalb der Familie eine Kommunikation mit ihren Kindern bzgl. des Themas Sterben, Tod und Trauer zu beginnen.

Hierzu können die Erziehungsberechtigten zu einem Elternabend eingeladen und über die Inhalte des Projekttages informiert werden. Einige Eltern stehen diesem Thema skeptisch gegenüber, denn es kann auch bei ihnen Hilflosigkeit und Angst auslösen. Sie möchten ihre Kinder schützen und nach Möglichkeit dieses Thema von ihnen fernhalten. Hier ist es hilfreich, den Eltern Interviews mit den Schülerinnen und Schülern zu zeigen, die ein Jahr nach Teilnahme an dem Projektunterricht rückblickend davon berichten und die Auswirkung auf ihr Leben beschreiben. Diese Jugendlichen äußern, dass ihnen dieser Tag viel gebracht habe und dass manche sogar die Angst vor dem Sterben und dem Umgang mit trauernden Menschen verloren hätten.[25] Natürlich wird den Eltern auch Zeit für offene Fragen an diesem Abend eingeräumt. Es ist wichtig, auf die Kompetenz der Referentinnen und Referenten hinzuweisen, um Vertrauen zu schaffen und den Erziehungsberechtigten Kontaktstellen für weiterführende Hilfe an die Hand zu geben. Vor allem sollte auf die große Chance hingewiesen werden, durch solch einen Projektunterricht die

---

25 Zugang zu den Schülerinterviews erhalten Sie auf dem Multiplikatorenseminar.

soziale Kompetenz der Schülerinnen und Schüler zu fördern und sie für den Umgang mit späteren Krisen im Leben zu stärken. Eine Vorbereitung der Jugend auf den Umgang mit »Sterben, Tod und Trauer« kann einen achtsamen und fürsorglichen Umgang der Menschen miteinander in Zukunft fördern und so zu einer gesunden Gesellschaft beitragen.

Gegebenenfalls werden die Eltern um ihr schriftliches Einverständnis gebeten, das der Schule bzw. der durchführenden Einrichtung erlaubt, Fotos und Dokumente aus diesem Projektunterricht für die Öffentlichkeitsarbeit zu verwenden (▶ Kap. D.4: Einverständniserklärung Bildrechte).

1.5 Vorabfragebögen

Zur Vorbereitung des Projektunterrichtes wird in der betreffenden Schulklasse zwei Wochen vor Beginn ein Fragebogen verteilt, in dem die Schülerinnen und Schüler anonym über ihre eigenen Erfahrungen mit dem Thema Trauer Auskunft geben und ihre Erwartungen und Befürchtungen nennen (▶ Kap. D.4: Vorabfragebögen für Schülerinnen und Schüler). Diese Vorabfragebögen werden von den geschulten Multiplikatoren ausgewertet und besprochen, um ein Bild über die Verlusterfahrungen in der Klasse und von einzelnen, betroffenen Jugendlichen zu bekommen.

1.6 Vorbereitung des Projektunterrichts

Die Vorbereitung des Klassenraums durch die Multiplikatorinnen oder Multiplikatoren trägt wesentlich zum Gelingen des Projekttages bei. Es stehen Tee, Kaffee, Obst und allerlei Süßigkeiten für die

Schülerinnen und Schüler bereit, damit das Thema angemessen »verdaut« werden kann. Die Erfahrung hat gezeigt, dass auch Schülerinnen und Schüler gerne mit selbstgemachten Speisen zum Buffet beitragen.

Ein Stuhlkreis um eine ansprechend gestaltete, themenbezogene Mitte dient zur Konzentration und zur Fokussierung. Der Ablaufplan sollte an die Schulstunden angepasst und auf ausreichende Pausen geachtet werden. Während des Unterrichts sollten immer wieder Lockerungsübungen eingebaut werden. Eine für die jeweilige Situation richtige Übung kann aus einer Vielzahl von Vorschlägen ausgewählt werden. Eine umfangreiche Sammlung von Spielen zur Auflockerungen bei schweren Themen finden Sie im Internet unter http://www.baer-sch.de/download/uebungen.¬pdf.

Wertschätzend ist es, den Schülerinnen und Schülern eine Teilnahmebescheinigung auszuhändigen, die sie später für ihre Bewerbungen verwenden können (▶ Kap. D.4: Teilnahmebescheinigung für Schülerinnen und Schüler).

1.7 Qualitätssicherung

Zur Qualitätssicherung des Projektunterrichts sind die folgenden Module bedeutsam und Teil des Projekts:

- Teilnahme am Multiplikatorenseminar
- Reflexion der Qualität der Durchführung durch Multiplikatorinnen und Multiplikatoren
- Evaluation mit Hilfe von Feedback-Fragebögen

Teilnahme am Multiplikatorenseminar

Wir empfehlen dringend allen Lehrerinnen und Lehrern[26] sowie Hospizmitarbeitenden[27] vor Durchführung des Projektunterrichts in den Schulen an einem Multiplikatorenseminar teilzunehmen! Dies dient zur eigenen Sicherheit der Referentinnen und Referenten und dem Schutz der Jugendlichen. Sie sollten im Anschluss an den Projektunterricht außerdem die beiden folgenden Module der Qualitätssicherung durchführen.

Reflexion der Qualität der Durchführung des Projektunterrichts durch Multiplikatorinnen und Multiplikatoren

Die Multiplikatorinnen und Multiplikatoren sollten im Nachgang und zur Überprüfung der Qualität der Umsetzung des Projektunterrichts diesen z. B. an Hand folgender Fragen reflektieren.[28] Deren Beantwortung erscheint sinnvoll und notwendig, um daraus ggf. Konsequenzen für den Unterricht in weiteren Klassen ziehen zu können:

- Waren alle notwendigen Materialien vorhanden, bzw. aufgebaut? (Collagen, Mitte, Versorgung, Beamer, Stellwände etc...)
- Hatte man genügend Zeit eingeplant, bevor die Jugendlichen in die Klasse kamen?
- Haben sich alle Projektbeteiligten gleichwertig vorgestellt und wurde dabei die kalkulierte Zeit eingehalten?
- Wurde auf Schweigepflicht und Anonymität hingewiesen?
- Konnten Aufgabenstellungen verständlich erklärt werden?

---

26 Inbegriffen sind ebenfalls z. B. Schulsozialarbeiterinnen und Schulsozialarbeiter, Schulpsychologinnen und Schulpsychologen oder Schulseelsorgerinnen und Schulseelsorger

27 Inbegriffen sind ebenfalls z. B. Trauerbegleiterinnen und –begleiter sowie Klinikseelsorgerinnen und Klinikseelsorger.

28 Fragenentwicklung durch Rita Schmitz, Koordinatorin, Ökumenischer Hospizdienst - Königswinter e.V.

- Waren die Anweisungen zur Durchführung von Übungen präzise und verständlich genug? Wie verliefen die Auswertungen?
- Hatten die Schülerinnen und Schüler nach dem Vorführen des Films und des Vortrags die verschiedenen Begriffe wie: ambulante Versorgung, multidisziplinäres Team, Palliativmedizin und Hospiz verstanden, bzw. waren die Erklärungen verständlich genug?
- Wurde rechtzeitig auf die noch verbleibende Zeit hingewiesen, z. B: »Noch 10 Minuten!« oder musste man den zeitlichen Rahmen verlassen?
- Haben die Referentinnen und Referenten für ausreichend Ruhe sorgen können?
- Hatten alle Schülerinnen und Schüler die Möglichkeit auszusprechen? Falls nicht, haben die Moderatorinnen oder Moderatoren eingegriffen?
- Waren die Multiplikatorinnen oder Multiplikatoren sensibel und aufmerksam genug, auf Jugendliche zu achten, die von den Mitschülerinnen und Mitschülern aufgrund ihrer Aussage unter Druck gesetzt wurden?
- Wurden persönlich verletzende Aussagen gegenüber anderen Jugendlichen gemacht?
- Waren die Moderatorinnen oder Moderatoren aufmerksam genug, auf plötzliche Verhaltensänderung oder Betroffenheit Einzelner zu reagieren und Hilfe anzubieten? Hatten die Moderatorinnen und Moderatoren alle Jugendlichen gleichzeitig im Blick?
- Waren die Multiplikatorinnen oder Multiplikatoren manchmal mit Fragen der Jugendlichen überfordert oder konnten sie darauf nicht zufriedenstellend antworten? Blieben wichtige Dinge ungeklärt?

Evaluation mit Hilfe von Feedback-Fragebögen

Darüber hinaus sollte der Projektunterricht mit Hilfe von Feedbackfragebögen evaluiert werden – sowohl durch die Schülerinnen und Schüler selbst (▶ Kap. D.4: Feedbackfragebögen für Schülerinnen und Schüler) als auch durch die Multiplikatorinnen und Multiplikatoren

(▶ Kap. D.4: Feedbackfragebögen für Multiplikatoren). Dazu erhalten sie am Ende des Projektunterrichts den jeweils vorgesehenen anonymen Feedbackfragebogen, den sie direkt im Anschluss ausfüllen. Diese Feedbackfragebögen werden gemeinsam mit den Vorabfragebögen für Schülerinnen und Schüler von den Multiplikatorinnen und Multiplikatoren ausgewertet. Die Multiplikatorinnen und Multiplikatoren sind aufgefordert, die Ergebnisse (auf freiwilliger Basis) an das Zentrum für Palliativmedizin, Uniklinik Köln, Stichwort »Schulprojekt«, Kerpener Str. 62, 50937 Köln oder per Email an palliativzentrum-schulprojekt@uk-koeln.de zu schicken. Sie werden dann auf in regelmäßigen Abständen stattfindenden, vom Zentrum für Palliativmedizin, Uniklinik Köln durchgeführten Qualitätssicherungsseminaren vorgestellt und mit den Teilnehmerinnen und Teilnehmern diskutiert – mit dem Ziel, Transparenz herzustellen sowie die Qualität zu sichern und das Curriculum weiterzuentwickeln.

2

Curriculum

In den folgenden Ablaufplänen werden zusätzliche Übungen in *kursiv* markiert, die bei Bedarf weggelassen werden können. Wie viele Themen und wie intensiv diese an einem oder zwei Projekttagen oder als einzelne Module behandelt werden, hängt von den zeitlichen Ressourcen und dem Bedürfnis der Klasse ab. Bei den zeitlichen Angaben handelt es sich nur um ungefähre Einteilungen, die jedoch je nach Situation abweichen können und flexibel gehandhabt werden sollten.

2.1 Unterrichtsthema: Sterben und Tod

2.1.1 Lernziele

Das Projekt soll den Schülerinnen und Schülern ermöglichen, über die im Folgenden genannten Kompetenzen zu verfügen:

Die Schülerinnen und Schüler

- werden an die Themen Sterben und Tod herangeführt und dafür sensibilisiert.
- machen sich ihre eigenen Befürchtungen und Berührungsängste bezüglich dieses Themas bewusst.
- versetzen sich in eine Abschiedssituation hinein und erleben die vielen unterschiedlichen Bedürfnisse in dieser Situation.
- lernen die Begriffe Palliativmedizin und Hospiz kennen und diese Bereiche zu unterscheiden.
- lernen gegebenenfalls eigene Vorurteile zu verändern.
- informieren sich über die professionellen und ehrenamtlichen Hilfsangebote für Menschen mit einer weit fortgeschrittenen, unheilbaren Krankheit sowie über Unterstützungsmöglichkeiten für deren Angehörige im Allgemeinen und in ihrer näheren Umgebung im Speziellen.
- lernen diese Unterstützungsmöglichkeiten im Bedarfsfall zu nutzen oder weiterzugeben.
- tragen durch ihr neues Wissen dazu bei, Palliativmedizin und Hospizarbeit einer breiten Bevölkerungsschicht zugänglich zu machen.
- versetzen sich in die Lage eines stummen und gelähmten kranken Menschen und werden für seine Bedürfnisse sensibilisiert.
- lernen auf nonverbale Signale zu achten und diese zu deuten.
- analysieren methodisch angeleitet einen Film über Sterben, Tod und Trauer, um Einblicke in die unterschiedlichen Bewältigungsstrategien der einzelnen Familienmitglieder zu erhalten und sich diese eventuell für den eigenen Umgang mit diesem Thema anzueignen.

- lernen durch ein Rollenspiel, sich in die Situation der Angehörigen und des kranken Menschen zu versetzen, um das unterschiedliche Trauerverhalten nachvollziehen zu können und um gegenseitiges Verständnis und Lösungsmöglichkeiten zu entwickeln. Sie beobachten eigene und fremde Verhaltensmuster, hinterfragen diese und erweitern so die eigene Perspektive.
- setzen sich mit Fragen zu Sterben, Tod und Lebensqualität auseinander und erhalten weiterführende Denkanstöße.
- setzen sich mit der eigenen Endlichkeit auseinander und können dadurch das Leben bewusster gestalten und eigene Werte bezüglich ihrer Lebensqualität entwickeln.
- werden angeregt, sich in diesem Bereich ehrenamtlich und sozial zu engagieren.

2.1.2 Methodenwahl

- Übung zum Kennenlernen und Abbau von Anspannung
- Kleingruppenarbeit mit Formulierung der Erwartungen und Befürchtungen
- Clustern an Pinnwand - Evaluation am Ende des Projektunterrichts
- Selbsterfahrungsübungen, Diskussionen, Selbstreflexion
- Wissensvermittlung durch PowerPoint Vortrag
- Sensibilisierung mit Hilfe von Rollenspielen
- Filmbetrachtung und -besprechung
- Mindmapping

2.1.3 Implementierung

Tab. 1: Ablaufplan Unterrichtsthema »Sterben und Tod«

Zeit	Inhalt	Methode	Material
50 min	Vorstellung (1)	Offenes Gespräch im Stuhlkreis um eine gestaltete Mitte	Tuch, Blumen, Kerze, Karten »Fragen können wie Küsse schmecken«/ alternativ Bildkarten, Regeln, Ablaufplan, Stellwand, Tafel, Flipchart, Flipchartmarker
25 min	Erwartungen und Befürchtungen	Diskussion in Kleingruppen und Festhalten jeweils eines Begriffs auf einer Karte Vorstellung im Plenum für jede Gruppe durch jeweils eine Teilnehmerin oder einen Teilnehmer	Grüne und rote Moderatorenkarten Pinnwand und Nadeln Zwei runde Moderatorenkarten mit jeweils einem lachenden und einem weinenden Smiley
30 min	Übung »Zwei Räume« (2)	Selbsterfahrungsübung	Blatt vorbereiten, auf dem alle Monate des Jahres einzeln, in unterschiedlicher Reihenfolge aufgeschrieben werden
30 min	Wissensvermittlung über Palliativmedizin und Hospiz (3)	Vortrag als PowerPoint Präsentation	Beamer, Laptop
30 min	Übung zu nonverbaler Kommunikation (4)	Rollenspiel in Dreiergruppen (zwei Akteure, ein Beobachter)	
30 min	Interview mit sterbenden Menschen und ihren Angehörigen (5)	Interviews »30 junge Menschen« sprechen mit Sterbenden und ihren Angehörigen	DVD Player oder Laptop mit Beamer und Lautsprecher

Tab. 1: Ablaufplan Unterrichtsthema »Sterben und Tod« – Fortsetzung

Zeit	Inhalt	Methode	Material
40 min	Sensibilisieren für Unterschiedliche Bedürfnisse im Familiensystem (6)	Rollenspiel (4 Akteure, Klasse als Beobachter)	Schriftliche Rollenbeschreibungen
20 min	Brainstorming und Assoziationen zu den Themen: Lebensqualität, Sterben und Tod (7)	Mindmap	Drei DinA1 Plakate, bunte Eddings

Gesamt: 225 min

(1) Vorstellung

Zu Beginn gestaltet man eine ansprechende Mitte. Dafür können Blumen in die Mitte eines Stuhlkreises gestellt und ein buntes Tuch locker auf dem Boden darum herum drapiert werden.

> **Anregungen zur Gestaltung einer Mitte:**
> Fragekarten werden mit der Rückseite nach oben in dieser Mitte verteilt. Z.B. können die Karten »Fragen können wie Küsse schmecken« von Carmen Kindl-Beilfuß ISBN: 978-3-89670-259-3 zu einer lockeren Atmosphäre beitragen.
> Ebenso bieten sich Bildkarten an, z. B. erhältlich unter http://¬www.verlagruhr.de/80-bild-impulse-als-erzaehl-und-schreiba¬nlaesse.html. Die Jugendlichen suchen sich eine Bildkarte aus, die zu ihrem momentanen Gefühl passt und stellen sich damit vor.
> Alternativ kann man auch Symbole für Trauer um die Mitte legen (z. B. Sanduhr, Taucherbrille, Tee, Taschentücher, Räucherstäbchen, Minikrankenwagen, Stoffblume, Kerze, Armbanduhr, Spielzeughandy, Rettungsring, Stein, Feder, Dose, Schokolade,

usw.). Die Schülerinnen und Schüler können sich ein Symbol aussuchen, das sie mit Trauer verbinden und dies bei der Vorstellung mit ihrem Namen erläutern.

Eine andere Möglichkeit ist es, Mikado Stäbchen in der Mitte auseinander fallen zu lassen und die Schülerinnen und Schüler aufzufordern, sich eines zu ziehen und anschließend bei der Vorstellungsrunde Assoziationen zum Umgang mit trauernden Menschen zu finden.

Gut geeignet sind ebenfalls Smiley Gesichter, wobei sich jede Teilnehmerin und jeder Teilnehmer eine Karte wählt, die zu ihrem bzw. seinem momentanen Gefühl passt und diese beschreibt.

Die Fragekärtchen »Ressourcium«, zu beziehen über KIKT-TheMa (Therapeutische Materialien Antwerpener Straße 46, 50672 Köln, info@kikt-thema.de), sind hilfreich, wenn man am Ende des Tages die Jugendlichen mit einem positiven Impuls und Schmunzeln im Gesicht entlassen möchte.

Bewährt haben sich auch Spiegelfolie, als Symbol für einen zerbrochenen Spiegel, Schleichtiere, Wasserschale mit Schwimmkerzen, verschiedenartige Schlüssel, Traueranzeigen aus der Zeitung, Fotos von unterschiedlichen Türen, Materialien aus der Natur etc.

Es werden Ihnen noch viele weitere Ideen für eine passende Mitte einfallen. Der Kreativität sind hier keine Grenzen gesetzt.

Die beiden Referentinnen und Referenten stellen sich vor und erläutern die Beweggründe und die Entstehung des Projekts.

Die Jugendlichen werden gebeten, eine Karte »Fragen können wie Küsse schmecken« aus der Mitte auszuwählen, sich nacheinander namentlich vorzustellen und die gezogene Frage zu beantworten. Hierbei handelt es sich um Fragekarten, die helfen, den kreativen Austausch zu fördern und Anspannungen zu reduzieren.

Durch die Beantwortung der Fragen erfahren die Zuhörenden von ihren Klassenkameradinnen und -kameraden manchmal ganz persönliche Dinge oder auch Dinge zum Schmunzeln. Es darf gelacht werden!

Danach weisen die Referentinnen bzw. Referenten auf die Einhaltung der Schweigepflicht hin. Für einen respektvollen Umgang untereinander hat sich die Vereinbarung von nachfolgenden Regeln mit den Jugendlichen und Lehrpersonen bewährt. Diese werden durch die Unterschrift der Teilnehmerinnen und Teilnehmer akzeptiert und sind somit für alle verbindlich.

Regeln für die Teilnehmerinnen und Teilnehmer

- Schweigepflicht nach außen: alles Gesagte bleibt in diesem Raum.
- Zuhören und ausreden lassen, keine Unterbrechungen.
- Niemand redet über Andere.
- Alle Gefühle sind erlaubt: Wut Tränen etc.
- Alle Gefühle haben eine Berechtigung.
- Das Gesagte oder Gefühle werden nicht bewertet, es werden keine ungebetenen Ratschläge gegeben, es werden keine Interpretationen vorgenommen.
- Jeder sagt und macht nur so viel, wie er möchte.
- Jeder ist für sich selbst verantwortlich.
- Es wird, wenn möglich, in der Ich-Form gesprochen.
- Pünktliches Beginnen

Was ist Euch noch wichtig?

Wichtig ist auch der Hinweis zu Beginn, dass jeder etwas sagen kann, aber nicht muss. Alle im Stuhlkreis befindlichen Personen schreiben ihren Namen auf Kreppband, um ein direktes Ansprechen zu ermöglichen.

Danach wird der Ablauf des Projektunterrichts vorgestellt.

Anschließend werden die Jugendlichen gebeten, in Kleingruppen (4 bis 5 Schüler) ihre Erwartungen und Befürchtungen bezüglich des Projektunterrichts zu diskutieren und auf grüne und rote Karten zu schreiben. Jeweils eine Schülerin oder ein Schüler aus der Gruppe stellt die Ergebnisse im Plenum vor und heftet die Karten auf eine Stellwand, die mit einem lachenden und einem weinenden Smiley vorbereitet wird.

Am Ende des Projekts kann man anhand der Karten zusammen mit den Jugendlichen nochmals den Projektunterricht resümieren und auf eventuell offene Punkte eingehen.

(2) Übung »zwei Räume«[29]

Diese Übung dient dazu, die Schülerinnen und Schüler zum Erfahrungsaustausch anzuregen und für die Sorgen und Nöte von sterbenden und trauernden, zurückbleibenden Menschen zu sensibilisieren.

Zunächst wird die Übung den Jugendlichen im Sitzkreis erklärt:

1. Die Teilnehmerinnen und Teilnehmer sollen sich zu viert zusammensetzen und im ganzen Raum verteilen, so dass sie sich nicht gegenseitig stören.
2. Nacheinander soll jeder einzeln über seine eigenen persönlichen und/oder beruflichen Wünsche, Ziele und Träume sprechen. Nur einer spricht, die anderen hören zu, bis er fertig ist. Dann spricht der nächste.
3. Während sie sich unterhalten, ruft eine Referentin oder ein Referent nacheinander einzelne Monate des Jahres auf.
4. Jeder, der in diesem Monat geboren ist, bricht sofort ab, egal, ob er gerade spricht oder zuhört, verlässt schweigend den Raum und wartet bei der 2. Seminarleitung auf dem Flur. Auch dort dürfen sich die Jugendlichen nicht unterhalten.
5. Wenn alle Monate aufgerufen wurden und sich alle Schüler auf dem Flur befinden, werden sie wieder hereingerufen.

---

[29] modifiziert nach Frank Ostaseski, Zen Hospice Program, San Francisco

Zurück im Stuhlkreis können folgende Fragen gestellt werden:

1. Was glaubt ihr, wozu wir diese Übung gemacht haben?
2. Wer möchte über seine Gefühle während dieser Übung sprechen? Was habt ihr in den unterschiedlichen Situationen empfunden?
3. Wenn sich keiner meldet, kann konkret nachgefragt werden, wer die jeweilige Gruppe als erster verlassen hat. Diejenigen, die sich melden, werden gebeten, über ihr Gefühl zu berichten. Wie hast du es empfunden, nicht von Deinen Wünschen berichten zu können und vor allen anderen den Raum zu verlassen?
4. Wer musste mitten im Satz aufstehen? Hättest du gern noch mehr von den anderen gehört?
5. Wer blieb am Ende noch ganz allein zurück, und wie war das Gefühl?
6. War jemand froh, den Raum verlassen zu dürfen? Manche Menschen wollen ungern etwas von sich preisgeben oder empfinden eine entstandene Stille als beklemmend.
7. Wie war es draußen? Wie war das Gefühl, deine Mitschüler zu sehen, aber nicht mit ihnen sprechen zu können? Was ging dir durch den Kopf?

Obwohl die Übung am Anfang für die meisten Schülerinnen und Schüler keinen Sinn zu ergeben scheint, merken sie schnell, dass sie sich in einer Situation befunden haben, bei der sie keinerlei Einfluss darauf hatten, wann sie den Raum verlassen mussten, und dass sie vom Zufall abhängig waren. Die Jugendlichen erkennen, dass es keine logische Reihenfolge für den Zeitpunkt des Todes gibt. Es wird ein Bezug hergestellt zu den vielen unterschiedlichen Trauergefühlen, mit denen schwerkranke Patientinnen und Patienten sowie deren Angehörige konfrontiert werden. Zum Beispiel sind manche wütend, andere ziehen sich lieber zurück oder fühlen sich traurig und hilflos. Bei manchen Jugendlichen reift die Erkenntnis, dass sie lang ersehnte Wünsche nicht länger aufschieben sollten. Manchmal wird der Geburtsmonat einfach bis zum Ende überhört. Auch dies kann als Anlass genommen werden, darüber zu sprechen, ob manche Menschen die Tatsache, dass sie sterben müssen, einfach ausblenden möchten, warum sie das tun und was es bewirkt.

(3) Wissensvermittlung über Palliativversorgung und Hospizbewegung

Der Vortrag sollte einen Zeitrahmen von maximal 20 Minuten nicht überschreiten, wenig Text beinhalten und mit vielen praktischen Beispielen und Bildern angereichert werden. Zwischenfragen der Schülerinnen und Schüler sollten zugelassen werden, da sie oftmals zu einer interessanten Interaktion führen.

Inhalte der Wissensvermittlung sind Informationen über die Geschichte der Hospizbewegung und der Palliativmedizin (Cicely Saunders, Elisabeth Kübler-Ross), Wünsche schwerstkranker und sterbender Patientinnen und Patienten sowie ihrer Zugehörigen, palliative und hospizliche Angebote und Versorgungsstrukturen sowie Ziele der Palliativmedizin und Säulen der Hospizarbeit.

Der Vortrag sollte von den Referentinnen und Referenten ggf. um zusätzliche Informationen und Fotos von Angeboten in der jeweiligen Region erweitert werden.[30]

Die jungen Menschen lernen durch den Vortrag und die Fragen ihrer Mitschülerinnen und Mitschüler die Hilfsmöglichkeiten für Betroffene durch Palliativstationen und Hospize kennen, die oft von den eigenen Vorstellungen abweichen.

Sie sind froh zu hören, dass es bei der Palliativmedizin nicht um eine Lebensverlängerung um jeden Preis geht, sondern dass die Lebensqualität, das heißt die Wünsche, Ziele und das Befinden der betroffenen Menschen, an erster Stelle steht.

Die Sorge, dass sich nur wohlhabende Menschen mit einer Privat- oder Zusatzversicherung diese Einrichtungen leisten können, wird ihnen genommen, da sie erfahren, dass für alle gesetzlich kranken-

---

30 Zugang zu einem vorbereiteten PowerPoint Vortrag erhalten Sie auf dem Multiplikatorenseminar.

versicherten Menschen ein Leistungsanspruch auf diese Versorgung besteht. Zu sehen und zu hören, dass Palliativstationen und Hospize Orte sind, an denen schwerstkranke Menschen und ihre Angehörigen ganzheitlich betreut werden und die Schmerzen fast immer medikamentös behandelbar sind, empfinden Jugendliche als sehr tröstlich. So sind sie jedes Mal erstaunt darüber, dass zum Beispiel im Zentrum für Palliativmedizin der Uniklinik Köln Karneval gefeiert wird und Lachen und Weinen so nahe zusammenliegen. Sie lernen außerdem, dass es nicht nur stationäre Hilfe gibt, sondern dass auch Unterstützung im häuslichen Umfeld durch ambulante Hospizvereine und allgemeine oder spezialisierte, ambulante Palliativversorgung möglich ist.

Hintergrundinformationen:

Der Begriff ›Hospiz‹ ist vielen Schülerinnen und Schülern bekannt. Auf Nachfrage hören wir oft die Begriffe wie: »Sterbehäuser« oder »letzter Ort«. Was Hospiz genau bedeutet, wissen die Jugendlichen oft auch nicht. Palliativmedizin ist den wenigsten ein Begriff. Daher werden im Anhang Hinweise auf weiterführende Informationen zum besseren Verständnis aufgelistet.

(4) Übung zu nonverbaler Kommunikation[31]

Hierbei werden Gruppen mit jeweils drei Personen gebildet, wobei zwei Personen aktiv eine Rolle spielen und die dritte Person beobachtet. Eine Schülerin oder ein Schüler mimt einen stummen und gelähmten Menschen, der im Bett liegt. Der andere Jugendliche muss erkennen, was die Patientin oder der Patient von ihm möchte, z. B. das Öffnen eines Fensters, das Anreichen eines Glases Wasser

---

31 angelehnt an Schölper, E.: Sterbende begleiten lernen: das Celler Modell zur Vorbereitung Ehrenamtlicher in der Sterbebegleitung, Gütersloher Verlagshaus, 4., aktualisierte Auflage, gebundene Ausgabe, 2004

oder das Zurechtrücken des Kopfkissens. Die begleitende Schülerin oder der begleitende Schüler ist aufgefordert, sich auf die Patientin oder den Patienten und ihre bzw. seine Signale einzulassen und den Wunsch zu erkennen. Hierbei entwickeln die jungen Menschen oftmals einen Sprachkodex (z. B. einmal Zwinkern bedeutet »ja«, zweimal Zwinkern »nein«) und erkennen, wie schwierig es ist, sich nonverbal zu verständigen und gleichzeitig eigene und fremde Grenzen wahrzunehmen. Wichtig ist der Hinweis, dass auch nach erfolgreichem Herausfinden des Wunsches nicht gesprochen werden darf. Die Heranwachsenden erleben dadurch, wie schwierig es sein kann, ohne zu sprechen am Bett eines schwerkranken Menschen zu verharren. Die Schülerin oder der Schüler in der Rolle der Patientin oder des Patienten resigniert, wenn ihr oder sein Anliegen wiederholt nicht verstanden wird. Alle drei tauschen sich in der Kleingruppe über ihre jeweiligen Empfindungen aus. Im Plenum wird anschießend über die erlebten eigenen und fremden Grenzen gesprochen.

(5) Filme

Es bietet sich an, ein oder mehrere Interviews von jungen Menschen mit Sterbenden zu zeigen. **30 JUNGE MENSCHEN** SPRECHEN MIT STERBENDEN MENSCHEN UND DEREN ANGEHÖRIGEN[32]

Unter folgendem Link im Internet können die 30 Interviews heruntergeladen werden: 30jungemenschen.de

Wir können drei unterschiedliche Interviews empfehlen, die unterschiedliche Auseinandersetzungen mit dem Tod widerspiegeln:

---

32 Verbundprojekt: Prof. Dr. Martin W. Schnell, M. A., Institut für Ethik und Kommunikation im Gesundheitswesen (Universität Witten/Herdecke) und Dr. med. Christian Schulz, MSC., stellv. Leiter und Oberarzt im interdisziplinären Zentrum für Palliativmedizin (IZP) am Universitätsklinikum der Heinrich Heine Universität Düsseldorf

- Nora Maria Puls, Schülerin, 17 Jahre alt
- Stella Wagner, Studentin, 20 Jahre alt
- Jan Schmitz, Auszubildender im Rettungsdienst, anschließend Studium der Humanmedizin, 20 Jahre alt

Bevor die Videos gezeigt werden, sollten die Schülerinnen und Schüler über den Inhalt informiert und aufgefordert werden, auf ihre Grenzen zu achten. Es hat sich bewährt, die Jugendlichen bewusst darauf hinzuweisen, dass sie sich nicht verpflichtet fühlen müssen, permanent auf den Film zu starren, sondern auch ihren Blick abwenden können. Bei zu großer Betroffenheit haben sie die Möglichkeit, den Raum zu verlassen. Hierfür genügen ein kurzes Handzeichen und die Auswahl einer Schülerin oder Schülers, der sie oder ihn nach draußen begleitet. Es wird eine Zeit vereinbart, zu der die beiden sich wieder im Klassenraum einfinden sollen.

Um den Blick auf die positiven Aspekte zu lenken, werden die Schüler gebeten, während des Films die schönen Momente, Gesten und Aussagen des Interviews schriftlich festzuhalten.

(6) Sensibilisierung für unterschiedliche Bedürfnisse im Familiensystem

Aus der Übung (4) und den Interviews (5) kann zur Frage übergeleitet werden:»Würdest Du ein schwerkrankes Familienmitglied zu Hause pflegen wollen?« Dafür bietet sich ein Rollenspiel an. Hierbei sollen die Schülerinnen und Schüler lernen, die unterschiedlichen Sichtweisen innerhalb eines Familiensystems zu erkennen und mehr Verständnis füreinander zu entwickeln. Sie werden sensibilisiert für die Konflikte der Nächstenliebe.

Den Schülerinnen und Schülern wird erklärt, dass es in dem Rollenspiel um eine Mutter geht, die weiß, dass sie bald sterben wird. Sie steht kurz vor der Entlassung aus der Palliativstation und äußert den Wunsch, zu Hause sterben zu wollen. Innerhalb der Familie wird zwischen dem Vater, der Mutter, der 17jährigen Tochter und dem 13jährigen Sohn über die Frage diskutiert, ob es möglich ist, ihr diesen Wunsch zu erfüllen. Jedes der Familienmitglieder hat andere Ansichten darüber.

Die Mutter hat Lungenkrebs. Die Krankheit ist nicht mehr heilbar und sie ist schon weit fortgeschritten. Seit zwei Wochen liegt sie auf der Palliativstation. Ihre Schmerzen und die Luftnot sind durch Medikamente fast behoben. Sie ist jedoch schwach und oft müde. Die Entlassung steht an und sie möchte gerne nach Hause, um dort im Kreise ihrer Familie zu sterben. Aber gleichzeitig will sie der Familie nicht zur Last fallen.

Der Sohn möchte der Mutter auf jeden Fall ihren Wunsch erfüllen. Die Tochter möchte auf keinen Fall, dass die Mutter nach Hause kommt. Sie ist dafür, dass sie in ein stationäres Hospiz geht. Die Tochter macht sich Sorgen, dass die ganze Arbeit und Verantwortung an ihr hängen bleibt. Sie hat Angst davor, ihre Mutter leiden zu sehen und nichts für sie tun zu können. Ferner möchte die Jugendliche auch mit ihren Freunden weiterhin weggehen und Zeit für sich haben.

Der Vater ist Vollzeit berufstätig. Er ist geschäftlich oft mehrere Tage im Monat unterwegs und daher öfter nicht zu Hause. Der Vater steht noch immer unter Schock über den schnellen Krankheitsverlauf seiner Frau, die er sehr liebt. Er fühlt sich völlig überfordert mit der Situation und ist unfähig eine Entscheidung zu treffen.

Die vier Schülerinnen und Schüler, die sich freiwillig für das Rollenspiel zur Verfügung stellen, erhalten die jeweilige Rollenbeschreibung.

Die anderen Teilnehmerinnen und Teilnehmer dienen als Beobachter und gruppieren sich um die Schauspielenden herum, sodass sie eine gute Sicht auf das Geschehen haben.

Die Erfahrung hat gezeigt, dass in der Regel eine lebhafte und manchmal auch lautstarke Auseinandersetzung innerhalb des Rollenspiels stattfindet. Anschließend werden die Protagonisten aufgefordert, bewusst aus der Rolle herauszutreten - sie im wahrsten Sinne des Wortes abzuschütteln oder weg zu klopfen und sich wieder zu den anderen in den Sitzkreis zu begeben. Sie dürfen als Erste ihre Eindrücke und Gefühle in den jeweiligen Rollen beschreiben.

Erst danach können die Beobachter zu den einzelnen Protagonisten sowie zur gesamten Familiensituation Stellung nehmen.

Hier kann zum Beispiel auf die Angst der Tochter aufgrund von Überforderung eingegangen werden. Darauf hinzuweisen, dass zum Beispiel die starke Geruchsbildung eines Tumors oder das Geräusch einer Rasselatmung am Lebensende schwer auszuhalten sind, kann die Entscheidung, ein schwerkrankes Familienmitglied zuhause zu pflegen beeinflussen. Niemand kann und sollte das bewerten. Jedes Familienmitglied muss die Möglichkeit erhalten, seine oder ihre Sorgen auszusprechen und damit ernst genommen zu werden.

Hilfreiche Fragen, wie

- Was bin ich bereit zu tun?
- Was möchte ich nicht tun?
- Wo spüre ich Widerstand?
- Wo sind meine Grenzen?

regen die Schülerinnen und Schüler zum Nachdenken und zur Diskussion an und ermutigen die Jugendlichen, ihre eigenen Sichtweisen zu überprüfen und gegebenenfalls neu zu überdenken.

Während der Diskussion mit allen Jugendlichen über ihre Beobachtungen und Empfindungen, wird auf die unterschiedlichen Versorgungsmöglichkeiten von Schwerstkranken und deren Angehörigen eingegangen, die sie zuvor durch die Präsentation kennen gelernt haben. Sie werden angeregt, sich mit den eigenen Ansprüchen und Wünschen, aber auch mit den Bedürfnissen der anderen Familienmitglieder auseinanderzusetzen.

Dadurch, dass die Schülerinnen und Schüler eine Rolle annehmen, die eventuell konträr zu ihrer Meinung steht, erhalten sie die Chance, sich in andere Sichtweisen hineinzuversetzen. Die Schülerinnen und Schüler erkennen durch die unterschiedlichen Argumente der einzelnen Rollenvorgaben, dass es nicht immer einfach ist, allen Familienmitgliedern gerecht zu werden. Die Ansichten, Wünsche, Bedenken und Ängste der anderen wahrzunehmen, zu respektieren und nicht zu bewerten, erfordert von jedem einzelnen Familienmitglied ein hohes Maß an Rücksichtnahme.

Die Beobachter erkennen, dass Vorwürfe, Aufregungen und Auseinandersetzungen in der Familie, die in diesem Rollenspiel dargestellt werden, die natürliche Folge der Extremsituation im Umgang mit einem sterbenden Menschen sind. Häufig reagieren Menschen auf Angstgefühle entweder mit Flucht, Angriff oder einer Todstelltaktik. Heftige Reaktionen einzelner Familienmitglieder können sich aufgrund von psychischer und physischer Überlastung oder aufgrund von Schuldgefühlen gegenüber der Mutter zeigen. Die jugendlichen Zuschauer lernen daraus, auf solche Reaktionen nicht vorwurfsvoll zu reagieren, sondern Verständnis und Mitgefühl für die belasteten Familienmitglieder zu entwickeln. Ziel sollte es sein, die Schülerinnen und Schüler zu ermutigen, die Gefühle, Sorgen und Ängste, die hinter den Aussagen der einzelnen Familienmitglieder stehen, zu hinterfragen.

Alle Verhaltensweisen und Aussagen lassen sich am Ende auf die zwei Grundgefühle »Angst« oder »Liebe« zurückführen.

(7) Mindmapping zu Lebensqualität, Sterben, Tod oder Trauer

Zwei oder drei Tische werden im Raum verteilt, auf denen jeweils ein Plakat der Größe DinA1 und bunte Eddings liegen. Auf jedem der Blätter steht ein anderer Begriff: Lebensqualität, Sterben, Tod oder Trauer. Die Schülerinnen und Schüler werden gebeten, sich an den Tischen zu verteilen und weitere Begriffe durch eine Verbindungslinie mit dem Wort in der Mitte zu verknüpfen. Mit diesem Wort können wiederum neue Assoziationen verbunden werden. Auf diese Weise wird das ganze Plakat mit Wörtern ausgefüllt und das Themengebiet visuell dargestellt. Wenn die Schülerinnen und Schüler an einem Tisch fertig sind, können sie zum nächsten gehen. So entsteht Bewegung in der Klasse. Die Jugendlichen erhalten Denkanstöße und sind oft erstaunt über die Vielfalt der Ideen, die manchmal ihren eigenen Gedanken ähneln und oft auch ganz neue Aspekte aufzeigen. Diese Plakate können später in der Schule ausgestellt werden.

2.2 Unterrichtsthema: Trauer

2.2.1 Lernziele

Das Projekt soll es den Schülerinnen und Schülern ermöglichen, über die im Folgenden genannten Kompetenzen zu verfügen:

Die Schülerinnen und Schüler

- werden an das Thema Trauer herangeführt und dafür sensibilisiert.
- lernen, eigene Trauergefühle zu erkennen und zu akzeptieren.
- erhalten ein Verständnis für die vielfältigen Trauergefühle und Trauerreaktionen, die Menschen in Krisen zeigen.
- erwerben theoretisches und praktisches Wissen zum Thema Trauer.
- lernen, eigene und fremde Bedürfnisse zu erkennen, auf diese angemessen zu reagieren und ihre Hilflosigkeit gegenüber trauernden Menschen zu überwinden.
- erlangen soziale Fähigkeiten und Fingerspitzengefühl für verantwortliche Kommunikation zum Thema Sterben, Tod und Trauer.
- sind in der Lage, angemessen mit anderen Menschen in einer schwierigen Lebenssituation umzugehen und sich selbst Hilfe zu holen.
- entwickeln einen achtsamen Umgang mit eigener und fremder Trauer durch eine gruppengestützte Kreativarbeit zum Thema: Was wünsche ich mir von anderen, wenn ich traurig bin?
- lernen die Bedürfnisse ihrer Mitschülerinnen und Mitschüler kennen, was wesentlich zur Verbesserung der Klassengemeinschaft und des achtsamen Umgangs miteinander beitragen kann.
- nehmen eigene und fremde Grenzen bewusst wahr und lernen, diese einzuhalten.
- erhalten Einblick in Jenseitsvorstellungen anderer Kulturen durch Text- und Filmbesprechung sowie eigenständige Tonarbeit, lernen andere Sichtweisen kennen und können den eigenen Umgang mit dem Thema überdenken.

- werden sich ihrer Kraftquellen und eigenen Ressourcen bewusst.
- entwickeln eigene Bewältigungsstrategien.
- lernen, Verantwortung für Ihre Mitmenschen zu übernehmen und Berührungsängste bei Trauer abzubauen,
- helfen, Isolation von Trauernden zu verhindern und bei erschwerter Trauer Hilfe zu holen.
- können die Ergebnisse in der Aula ausstellen und gegebenenfalls geladenen Gästen (Eltern, Mitschülerinnen und Mitschülern, Mitarbeitenden) vorstellen.

2.2.2 Methodenwahl

- Sensibilisierung mit Hilfe von Symbolarbeit
- Wissensvermittlung durch PowerPoint Vortrag
- Selbsterfahrungsübungen, Diskussionen, Selbstreflexion
- Kreativarbeit in Einzel- und Gruppenarbeit
- Filmbetrachtung und -besprechung
- Analysieren von Texten

2.2.3 Implementierung

Tab. 2: Ablaufplan zum Unterrichtsthema »Trauer«

Zeit	Inhalt	Methode	Material
20 min	Einstiegsübung (1)	Symbole auswählen und eigene Assoziationen zum Thema Trauer	Symbole zum Thema Trauer
30 min	Trauergefühle (2)	Einzelarbeit mit Reflexion der Trauergefühle	Pappbaum und bunte, gelochte Blätter
30 min	Wissensvermittlung Thema Trauer (3)	PowerPoint Vortrag	Laptop, Beamer
30 min	Übung zu Nähe und Distanz (4)	Selbsterfahrungsübung zu zweit	Genügend Platz

Tab. 2: Ablaufplan zum Unterrichtsthema »Trauer« – Fortsetzung

Zeit	Inhalt	Methode	Material
20 min	Bewusstmachen der eigenen Körpergrenzen (5)	Selbsterfahrungsübung in Einzelarbeit	Blätter mit beidseitigen Körperumrissen
80 min	Kreativarbeit zur Frage »Was wünsche ich mir von anderen, wenn ich traurig bin?« mit anschließender Vorstellung der Kunstwerke (6)	Erstellung einer Bildercollage in Kleingruppen	Übungsanleitung (6)
30 min	Umgang mit dem Tod in Ghana, Mexiko und Nepal (7), anschließende Besprechung	Dokumentarfilme der ARD-Themenwoche 2012 »Hallo Tod« – Teil 1 bis 3	DVD Player, Laptop, Beamer, Lautsprecher, Filme als DVD
30 min	Umgang mit dem Tod in Afrika und Asien (8), anschließend Vorstellung im Plenum	Textbearbeitung und Beantworten von Fragen in Kleingruppen	Text »Von den Totentüchern«
60 min	Jenseitsvorstellung Tonarbeit (9), anschließend Vorstellung im Plenum	Einzelarbeit als Kreativarbeit	Ton, geeignete Unterlage. Tonschneidedraht
20 min	Kraftquellen (10)	Einzelarbeit Kreativarbeit	Steine und Lackstifte
5 min	Geschichte »Wenn Ihnen die Dinge wieder einmal über den Kopf wachsen« oder »Wasserlarven und Libellen« (11)	Vorlesen	Verteilen der Blätter mit der Geschichte
30 min	Verteilen von Kontaktstellen für Hilfsangebote, Ausfüllen der Feedbackfragebögen und Abschlussrunde (12)	Wie gehe ich nach Hause? Was nehme ich mit und was möchte ich hier lassen?	Zettel mit Hilfsangeboten, Feder und Stein

Insgesamt: 385 min.

(1) Einstiegsübung

Die Mitte kann dekoriert werden mit einem oder mehreren Zweigen und vielen unterschiedlichen, ausgelegten Symbolen (mehr Symbole als Jugendliche!), wie z. B. Taucherbrille, Uhr, Handy, CD, Taschentücher, Kerze, Stein, Tiere, Herz, Sanduhr, Spielkarte, leere Dose, Spiegel, Blume, Segelboot, Kreuz, Buch, Tasse, Tee. Hieraus soll jeder ein Symbol auswählen, welches er mit dem Thema Trauer assoziiert. Nach einander stellen die Schülerinnen und Schüler ihre Symbole vor.

Zitate der Schülerinnen und Schüler:

- Spiegel: »Ich schaue mich im Spiegel an und muss mich am Ende für die Dinge rechtfertigen, die ich getan habe. Ich muss mich anschauen können.«
- Spiegel: »Es geht etwas kaputt, zerbricht, unwiederbringlich.«
- Dinosaurier: »Sind ausgestorben, zeigen die Vergänglichkeit der Zeit.«
- Taucherbrille: »Trauer ist wie unter einer Glocke zu sein, wie wenn man taucht.«
- Schiff: »Man weiß nicht, wohin die Reise geht und was das Leben danach bringt und in welche Regionen man fährt.«
- Jokerkarte: »Da muss ich nichts sagen.«
- Uhr: »Vergänglichkeit, Zeit schreitet voran, kann nicht angehalten werden.«
- Pflanze: »Muss gegossen und umsorgt werden, sonst stirbt sie.«

(2) Trauergefühle

Man benötigt für diese Übung einen ca. 50–100 cm hohen Papp-Baum oder drapiert dünne Äste in einer Vase, um damit einen Baum zu symbolisieren. Um die vielen unterschiedlichen Trauergefühle darzustellen, werden bunte Papiere in Form von Laubblättern von den Referentinnen und Referenten vorbereitet und verteilt. Zum Einstieg in das Thema Trauer wird jede Teilnehmerin und jeder Teilnehmer gebeten, sich Gedanken zu machen, welche Gefühle sie oder er mit

Trauer verbindet. Es soll immer nur ein Gefühl auf ein Blatt geschrieben werden. Die Blätter werden anschließend in einem Körbchen eingesammelt, um die Anonymität zu wahren. Zwei Jugendliche werden nach vorn gebeten. Einer liest die Gefühle vor und der andere hängt sie an die Äste. So entsteht schon optisch ein sehr buntes Bild der vielfältigen Emotionen. Danach werden die Schülerinnen und Schüler gefragt, welche Gefühle am häufigsten genannt wurden. Meist sind die Jugendlichen überrascht und gleichzeitig erleichtert, wie oft das Gefühl »Wut« genannt wird. Die Erfahrung, dass viele Schülerinnen und Schüler ähnliche Gefühle erleben, tut gut. Folgende provokative Fragen seitens der Referentinnen und Referenten regen die Diskussion an:

- »Darf man Wut auf jemanden haben, der jetzt tot ist?«
- »Darf man wütend sein auf die gestorbene Person, weil sie einen verlassen hat, auch wenn sie selbst vielleicht nichts dazu konnte?«

Wichtig ist es, den Heranwachsenden am Ende der Übung zu vermitteln, dass alle Gefühle erlaubt und normal sind, nicht bewertet werden sollten, und dass es bei Trauer keine Norm gibt.

(3) Wissensvermittlung zum Thema Trauer

Gefolgt von dieser Einstiegsübung erhalten die Schülerinnen und Schüler eine Wissensvermittlung in Form eines PowerPoint Vortrages[33]. Hier muss unbedingt darauf geachtet werden, dass nicht länger als 20 Minuten am Stück vorgetragen wird. Es ist vorteilhaft, die Jugendlichen immer wieder direkt anzusprechen und ihre vielschichtigen Erfahrungen einzubinden. Der Vortrag sollte nach Möglichkeit eine Definition des Begriffs »Trauer«, das Trauerprozessmodell von

---

33 Zugang zu einem vorbereiteten PowerPoint Vortrag erhalten Sie auf dem Multiplikatorenseminar.

Worden, Trauer bei Erwachsenen, Besonderheiten bei trauernden Kindern und Jugendlichen sowie Unterstützungsmöglichkeiten für Trauernde beinhalten.

Falls die Konzentration der Jugendlichen nachlässt oder viele Zwischenfragen oder Beiträge den Vortrag verlängern, kann dieser auch durch eine Pause oder eine Lockerungsübung in zwei Teile unterteilt werden. Für die anschließenden Rückfragen und die Diskussion sollten mindestens 10 Minuten eingeplant werden.

Wenn Sie sich näher mit dem Thema »Trauer« befassen möchten, finden Sie im Anhang Literaturempfehlungen.

(4) Übung zu Nähe und Distanz.[34]

Diese Übung verdeutlicht, dass die Begleitung von schwerstkranken oder trauernden Menschen an Grenzen stoßen kann. Jugendliche sind oft unsicher in der richtigen Einschätzung von Nähe und Distanz, wenn jemand trauert oder sterbend ist. Ziel dieser Übung ist es, dass die Jugendlichen sich der eigenen Körpergrenzen bewusst und gleichzeitig sensibilisiert werden, auf die Grenzen ihrer Mitschüler zu achten.

Die Schülerinnen und Schüler werden gebeten, sich einen Partner zu suchen und sich großräumig zu verteilen. Die Übung kann nach draußen verlagert oder auf die Flure der Schule ausgedehnt werden. Nach Möglichkeit sollten sich Jugendliche zusammenschließen, die sich nicht so gut kennen.

1. Übung

Eine Person steht mit dem Rücken zur Wand. Die andere geht langsam in einem Abstand von 5 m auf die wartende Person zu. Keiner

---

34 angelehnt an Schölper, E.: Sterbende begleiten lernen: das Celler Modell zur Vorbereitung Ehrenamtlicher in der Sterbebegleitung, Gütersloher Verlagshaus, 4., aktualisierte Auflage, gebundene Ausgabe, 2004

darf sprechen. Beide sind angehalten, auf die gegenseitigen Körpersignale zu achten, ohne dabei die Hände einzusetzen. Die Person in Bewegung soll erkennen, wie nah sie an die stehende Person herantreten darf und wann sie stoppen sollte. Danach wird ein Rollentausch vorgenommen und die Übung erneut durchgeführt.

2. Übung

Hierbei stehen sich beide Personen in einem Abstand von 5 m gegenüber und gehen mit geschlossenen Augen aufeinander zu. Ziel ist es, den richtigen Abstand zu erSPÜREN. Wenn dieser gefunden wurde, können beide die Augen öffnen. Oft kommt es dann zu Gelächter, da der Abstand mit geschlossenen Augen völlig anders eingeschätzt wurde als erwartet – entweder zu nah oder zu weit entfernt.

(5) Bewusstmachen der eigenen Körpergrenzen

An die vorherige Übung kann man je nach zeitlicher Kapazität eine weitere anschließen. Hierfür werden Blätter und Stifte an alle verteilt. Auf die Blätter sollen die Schülerinnen und Schüler zwei Umrisse eines menschlichen, geschlechtsneutralen Körpers zeichnen, einmal von vorne und einmal von hinten. Die Jugendlichen sollen dann die für sie relevanten Flächen des Körpers wie folgt farblich oder mit Hilfe von Mustern markieren:

☐ öffentlicher Körperbereich	– jeder darf dort anfassen
☐ halböffentlicher Körperbereich	– gute Freunde dürfen dort anfassen
☐ intimer Körperbereich	– Partner dürfen dort anfassen
☐ privater Körperbereich	– niemand darf dort anfassen

Es ist wichtig, vorher darauf hinzuweisen, dass es sich um eine Einzelarbeit handelt, die nachher nicht gezeigt oder vorgestellt werden muss. Sollte jemand dies dennoch wollen, kann er es gern tun.

Bei der Besprechung wird gefragt, in welchen Situationen auch andere Menschen eine private Zone berühren dürfen (z. B. Arztsituation). Darf jeder meine Hand anfassen, da es in unserer Kultur als höflich gilt, die Hand zu geben? (EKJB 2014)

(6) Kreativarbeit »Was wünsche ich mir von anderen, wenn ich traurig bin?«

Bei dieser Kreativarbeit werden die Schülerinnen und Schüler in 4er oder 5er Gruppen eingeteilt. Nach Möglichkeit sollten Jungen und Mädchen in einer Gruppe gemischt sein. Jede Gruppe erhält ein DinA1 Plakat. Es stehen unterschiedliche Bastelmaterialien zur Verfügung, wie z. B. Glitzersteine, Stoffreste, Zeitschriften, Klebe, Schere, Buntstifte, Wachsmalstifte, Wasserfarben, Fingerfarben, Pfeifenreiniger, Kordel, Steinchen, Perlen, Pailletten, Rettungsdecke, Transparentpapier, Moosgummi und Filzbuchstaben. Die Aufgabe, die alle gemeinsam bearbeiten sollen, lautet: »Was wünsche ich mir von anderen, wenn ich traurig bin?«

Hierbei hat sich gezeigt, dass die Schüler über diese kreative Tätigkeit in der Kleingruppe intensiv miteinander ins Gespräch kommen und viel voneinander erfahren. Man sollte bei dieser Übung viel Zeit einplanen, die sich die Jugendlichen oft wünschen. Am Ende werden alle Exponate um die Mitte gelegt und jede Gruppe stellt ihr Kunstwerk vor. Oft sind die jungen Menschen selbst sehr angetan von ihren Arbeiten und fotografieren sie mit ihrem Handy. Diese Arbeiten sind geeignet, in der Schule ausgestellt und somit anderen Schülerinnen und Schülern zugänglich gemacht zu werden. Beim Vorstellen der Collage wird den Jugendlichen teilweise zum ersten Mal klar, dass Trauer nicht so schnell wie möglich »weg gemacht werden muss«, sondern dass man sie zunächst einmal überhaupt zulassen kann und ihr damit Raum gibt. Die Trauer verliert den Schrecken nicht, indem man vor ihr davonrennt, sondern indem man sich ihr stellt und Gefühle zulässt. Sollten die Schülerinnen und Schüler von vorherigen Übungen, Vorträgen oder Diskussionen sehr aufgewühlt worden sein, versöhnt diese Übung oftmals und bringt wieder Ruhe in die Klasse.

(7) Umgang mit Tod in Ghana, Mexiko und Nepal

Empfehlenswert als Einstieg in das Thema Jenseitsvorstellung ist die Filmreihe aus der ARD Themenwoche »Leben mit dem Tod« (Sendungen vom 19.11.2012 und 20.11.2012). Hier werden drei Kurzfilme angeboten, in denen Beerdigungen aus den Ländern Mexiko, Ghana und Indien dargestellt werden.

- Hallo Tod Teil 1: Was kommt, das geht. Umgang mit dem Tod in Nepal
- Hallo Tod Teil 2: Die letzte Reise. Umgang mit dem Tod in Ghana
- Hallo Tod Teil 3: Schluss, aus und vorbei? Umgang mit dem Tod in Mexiko

Die Jugendlichen erhalten dadurch einen Einblick in fremde Kulturen und deren Umgang mit dem Thema Tod. Tod und Abschied bekommen in diesen Kulturen auch positive und leichte Aspekte. Diese und weitere geeignete Filme finden Sie im Internet unter www.planet-schule.de. Es handelt sich begleitendes Material zu den Sendungen des Schulfernsehens im Südwestrundfunk und im Westdeutschen Rundfunk. Nach öffnen der Startseite klicken Sie auf »Filme online« und geben folgende Begriffe in die Suchmaske ein: »Hallo Tod«. Daraufhin erscheinen die drei oben genannten sowie weitere Kurzfilme.

Zusätzlich findet man zu Bestattungen in Madagaskar einen interessanten Kurzfilm im Internet auf youtube unter folgendem Suchbegriff: »GEO Reportage: Party für eine Leiche«.

(8) Umgang mit dem Tod in Afrika und Asien (Schölper, 2004)

Als weitere Übung bietet sich der folgende Aufsatz »Von den Totentüchern« an (Schölper 2004; Tausch 1999).

Von den Totentüchern

Seine Erfahrung während eines längeren Aufenthalts in Westafrika in der Arbeit mit Menschen in komatösen Bewusstseinszuständen hielt Mathias Brefin, Seelsorger in Liestal bei Basel, in einem Aufsatz fest. Während der Entwicklungsarbeit in Benin haben ihn die Totentücher sehr beeindruckt. Dort ist es ein üblicher Brauch, die Verstorbenen nicht in einem Sarg, sondern in ein spezielles Totentuch zu hüllen, um darin bestattet zu werden. Die Jugendlichen erhalten auf einer Feier anlässlich ihres Übergangs zum Erwachsenen vom ältesten Familienmitglied ein solch spezielles Tuch. Die Herstellung des Stoffes durch einen Weber erstreckt sich oft über ein ganzes Jahr und besteht aus schmalen Bändern, die zu einem großen Tuch zusammengenäht werden. Herkömmliche Tücher bestehen in Benin aus zwölf Bändern, die das Ganze, Volle symbolisieren (zwölf Stunden, zwölf Monaten etc). Das Totentuch hingegen verfügt über dreizehn Bänder, wobei dieses dreizehnte Band für den Tod steht. Hinzu kommt, dass dieses Band an einem Rand länger ist als die anderen. Das hat zwei Gründe. Einen praktischen, um das Tuch zusammengerollt zu verschnüren. Und einen symbolischen, der darauf hinweist, dass das Leben über den Tod hinausgeht. Betrachtet man das Tuch von der anderen Seite, könnte man daraus ableiten, dass auch vor der Geburt schon ein Leben existierte. Für Afrikaner ist es selbstverständlich ihr Totentuch auch im Alltag zu benutzen, z. B. als Decke oder Kleidungsstück. Jedes Tuch erhält ein Musster entsprechend dem Stamm und der Familie, so dass es sofort zugeordnet werden kann.

In nordindischen Bergregionen ist es sogar Brauch, dass junge Menschen gemeinsam mit dem Vater in den Wintermonaten

> einen Sarg herstellen und ihn entsprechend der Familiengeschichte verzieren, die der Vater ihnen währenddessen erzählt. Er wird dann zum Beispiel in die Küche gestellt und als Sitzmöbel verwenden und dies im vollen Bewusstsein, dass es sich um den Sarg des Vaters handelt.
> Es gibt auch Mönche, die in ihren Särgen übernachten mit dem Ziel, das ›memento mori‹ einzuüben.
> Diese drei Bräuche wären in unserer Kultur unvorstellbar.

Dieser Text wird an die Schülerinnen und Schüler verteilt. In Kleingruppen sollen sie folgende Fragen diskutieren:

- Wie empfindet ihr den Umgang mit dem Tod in Afrika?
- Wie wirkt der Umgang mit dem Tod in unserer Gesellschaft auf dich?
- Welche Auswirkung hat es auf den Menschen, wenn Tod und Leben so eng nebeneinanderstehen?

(9) Tonarbeit zu Jenseitsvorstellungen

Eine weitere Möglichkeit, sich kreativ mit der Jenseitsvorstellung auseinander zu setzen, bietet das Arbeiten mit Ton. Dabei werden die Schülerinnen und Schüler aufgefordert, sich mit der Frage zu beschäftigen: »Was kommt nach dem Tod?« und ihren individuellen Vorstellungen Form zu verleihen. Danach werden die Arbeiten besprochen, und es kommen oft interessante Perspektiven aus den unterschiedlichen Religionen zum Vorschein.

(10) Kraftquellen

Hierbei sollen sich die Jugendlichen überlegen, was ihnen hilft, wenn sie traurig sind und woraus sie ihre ganz persönliche Kraft schöpfen. Diese Kraftquellen schreiben sie dann mit einem Lackstift auf einen Stein, den sie sich aus der Mitte suchen. Die beschrifteten Steine werden wieder in die Mitte gelegt, und alle können darum herumgehen und eventuell weitere Anregungen bekommen. Nachher soll jeder seinen eigenen Stein mit nach Hause nehmen, der ihn daran erinnert, dass er diese Kraftquelle nicht nur besitzt, sondern sie auch in schweren Zeiten bewusst nutzen sollte.

(11) Geschichte: »Wenn Ihnen die Dinge wieder einmal über den Kopf wachsen« und »Wasserlarven und Libellen«

Als heitere Abschlussgeschichte, die dazu aufruft, die wesentlichen Dinge im Leben nicht aus den Augen zu verlieren, dient die Geschichte: »Wenn Ihnen die Dinge wieder einmal über den Kopf wachsen...«.

»Wenn ihnen die Dinge wieder einmal über den Kopf wachsen...«
Ein Professor stand vor seinem Philosophie-Seminar und hatte eine Kiste mit Gegenständen auf dem Tisch vor sich. Als die Sitzung begann, nahm er wortlos einen sehr großen Blumentopf und begann, diesen mit Golfbällen zu füllen. Er fragte die Studenten, ob der Topf nun voll sei. Sie bejahten es. Dann nahm der Professor eine Kiste mit Kieselsteinchen und schüttete diese in den Topf. Er bewegte den Topf sachte und die Kieselsteinchen verteilten sich in den Hohlräumen zwischen den Golfbällen. Dann fragte er die Studenten wiederum, ob der Topf nun voll sei. Sie stimmten zu. Der Professor nahm als nächstes eine Dose mit Sand und schüttete diesen in den Topf. Natürlich füllte der Sand den kleinsten verbleibenden Freiraum. Er fragte wiederum, ob der Topf nun voll sei. Die Studenten antworteten einstimmig mit »Ja«. Der Professor holte eine Weinflasche unter dem Tisch hervor, schüttete den halben Inhalt in den Topf und füllt somit den letzten Zwischenraum zwischen den Sandkörnern aus. Die Studenten lachten. »Nun«, sagte der Professor, als das Lachen langsam nachließ, »Ich möchte, dass Sie diesen Topf als die

Repräsentation Ihres Lebens ansehen. Die Golfbälle sind die wichtigsten Dinge in Ihrem Leben: Ihre Familie, Ihre Kinder, Ihre Gesundheit, Ihre Freunde, die schönen und leidenschaftlichen Aspekte Ihres Lebens. Falls in Ihrem Leben alles verloren ginge und nur noch diese verbleiben würden, wäre Ihr Leben trotzdem noch erfüllend.« »Die Kieselsteine symbolisieren die anderen Dinge im Leben wie Ihre Arbeit, Ihr Haus, Ihr Auto. Der Sand ist alles andere, die Kleinigkeiten. Falls Sie den Sand zuerst in den Topf geben«, fuhr der Professor fort, »hat es weder Platz für die Kieselsteine noch für die Golfbälle. Dasselbe gilt für Ihr Leben. Wenn Sie alle Ihre Zeit und Energie in Kleinigkeiten investieren, werden Sie nie Platz haben für die wichtigen Dinge.« »Achten Sie auf die Dinge, die für Ihr Glück wichtig sind. Spielen Sie mit den Kindern. Nehmen Sie sich Zeit für eine medizinische Untersuchung. Führen Sie ihren Partner zum Essen aus. Es wird immer noch Zeit bleiben, um das Haus zu reinigen oder Pflichten zu erledigen. Achten Sie zuerst auf die Golfbälle, die Dinge, die wirklich wichtig sind. Setzen Sie Ihre Prioritäten. Der Rest ist nur Sand.« Einer der Studenten hob die Hand und wollte wissen, was denn der Wein repräsentieren soll. Der Professor schmunzelte: »Ich bin froh, dass Sie das fragen. Es soll Ihnen zeigen, dass egal wie schwierig Ihr Leben auch sein mag, es immer noch Platz hat für ein oder zwei Gläser Wein...«
(Quelle: unbekannt)

Auch die Geschichte »Wasserlarven und Libellen«, mit der Kindern in England der Tod erklärt wird, eignet sich als positiver Abschluss.

Wasserlarven und Libellen

Tief unter der Wasseroberfläche eines kleinen ruhigen Teiches lebte eine kleine Gruppe von Wasserlarven wie in einem kleinen Dorf.

Es war eine glückliche Dorfgemeinschaft, weit weg von der Sonne.

Während vieler Monate waren sie sehr geschäftig, krabbelten und wuselten durch den weichen Schlamm am Boden des Teiches.

Von Zeit zu Zeit beobachteten sie, dass immer mal wieder die eine oder andere von ihnen das Interesse an der Gruppe zu verlieren schien und offenbar mit den alten Freundinnen nichts mehr zu tun haben wollte. Sie kletterte dann am Stängel einer Wasserlilie empor, verschwand durch die Wasseroberfläche und wurde nie mehr gesehen.

Eines Tages machte sich wieder eine auf den Weg. »Schau«, sagte eine der zurückgebliebenen Larven, »da klettert wieder eine von uns am Lilienstängel hoch. Wohin, glaubst Du, wird sie gehen?« Die Larve kletterte immer höher, und schließlich konnte man sie nicht mehr sehen. Die Freundinnen warteten und warteten, aber sie kehrte nicht zurück.

»Das ist aber merkwürdig«, sagte eine Larve, »war sie nicht glücklich hier? Was glaubt Ihr, wohin sie geht?« Keine hatte eine Antwort, alle waren ziemlich ratlos.

Schließlich rief eine – sie war so etwas wie die Anführerin – alle Larven des Ortes zusammen und sagte: »Ich habe eine Idee. Wir versprechen uns gegenseitig, dass die nächste von uns, die den Stängel hinaufklettert, wieder zurückkommt und erzählt, wohin sie ging und warum.« So geschah es.

An einem Frühlingstag, nicht lange danach, merkte dieselbe Larve, die den Vorschlag gemacht hatte, wie sie selbst plötzlich den Stängel emporkletterte. Irgendetwas – sie konnte es nicht erklären – trieb sie immer weiter nach oben. Noch bevor sie erfasste, was eigentlich geschah, gelangte sie durch die Wasseroberfläche und fiel in ein breites grünes Lilienblatt.

Als sie aufwachte, schaute sie überrascht um sich. Sie konnte nicht glauben, was geschah: Ihr alter Körper veränderte sich auf eine merkwürdige Weise. Sie bekam vier silbrige Flügel und einen langen Schwanz. Als sie sich schüttelte, fühlte sie einen unwiderstehlichen Drang, die Flügel zu bewegen. Die wärmende Sonne trocknete schnell die noch anhaftende Nässe – und plötzlich flog sie über dem Wasser. Sie war eine Libelle geworden. Sie flog auf und ab in großen Kurven, und sie fühlte sich wunderbar in ihrer neuen Umgebung.

Nach einer Weile landete sie auf einem Lilienblatt, um sich auszuruhen. Und da sah sie auf den Boden des Teiches. Oh, sie war genau über ihren alten Freundinnen, den Wasserlarven. Und sie konnte sehen, wie sie durch den Schlamm krabbelten, so, wie sie selbst es noch bis vor kurzem getan hatte. Und da erinnerte die Libelle sich an das Versprechen, das sie sich gegenseitig gegeben hatten: Die nächste, die den Stängel empor klettern würde, sollte zurückkehren und den anderen erzählen, wohin sie gegangen war und warum.

Ohne lange zu überlegen startete sie nach unten, prallte auf das Wasser und wurde zurückgeschleudert. Sie merkte, dass sie als Libelle nicht mehr ins Wasser zurückkonnte. »Ich habe es versucht«, dachte sie, »aber ich kann mein Versprechen nicht halten; und selbst wenn ich dort unten ankäme, sie würden mich nicht mehr erkennen. Ich denke, ich muss warten, bis jede von ihnen den gleichen Weg geht und ebenfalls zur Libelle wird. Dann werden sie verstehen, was geschah und wohin ich gegangen bin.«

Und die Libelle schwang sich glücklich in ihre wundervolle neue Welt aus Sonne und Luft.

(Stickney 1982)

(12) Abschluss

Am Ende erhalten die Schülerinnen und Schüler Kontaktadressen für Hilfsmöglichkeiten bei Sterben, Tod und Trauer (▶ Kap. D.4: Adressen für Hilfsangebote). Diese bundesweiten Ansprechstellen sollten von den Multiplikatorinnen und Multiplikatoren um die ortsnahen Kontaktadressen erweitert werden.

Darin enthalten sein sollten:

- Trauerbegleitungsangebote für Kinder, Jugendliche und Erwachsene,
- Adressen von ambulanten und stationären Hospiz- und Palliativeinrichtungen,
- Beratungsstellen in der jeweiligen Schule und die jeweilige Ansprechperson, die auch nach Abschluss des Projektunterrichtes für die Jugendlichen zur Verfügung steht.

Zur Qualitätssicherung werden die Jugendlichen gebeten direkt im Anschluss an den Projektunterricht einen Feedbackfragebogen anonym auszufüllen und direkt an die Referentinnen bzw. Referenten zurückzugeben (▶ Kap. D.4: Feedbackfragebogen für Schülerinnen und Schüler).

Am Ende erfolgt eine offene Abschlussrunde, in der jeder Jugendliche folgende Fragen beantworten kann:

- Mit welchem Gefühl gehe ich nach Hause?
- Was nehme ich mit?
- Was möchte ich hierlassen?

Dafür bietet sich an, eine Feder und einen Stein herum gehen zu lassen. Die Feder symbolisiert das Leichte, das sie mitnehmen und der Stein das Schwere, das sie am liebsten hierlassen möchten.

2.3 Unterrichtsthema: Suizid

2.3.1 Lernziele

Bislang handelt es sich bei dem Thema Suizid immer noch um ein Tabuthema. Die Erfahrung aus dem Pilotprojekt zeigt, dass die Schülerinnen und Schüler sich wünschen, darüber zu sprechen und dass die Zahl der Jugendlichen, die mit dem Thema bereits in Berührung gekommen sind, viel höher ist als vermutet.

Obwohl es nicht leicht ist, das Thema Suizid in der Klasse anzusprechen, möchte dieses Handbuch dennoch dazu ermutigen, durch offene Gespräche, Berührungsängste abzubauen und Hilfsmöglichkeiten aufzuzeigen.

Durch Integration dieses Themas in den Projektunterricht, wird die Hemmschwelle heruntergesetzt, das Thema Suizid im Schulbereich offen anzusprechen und auch hier präventiv zu arbeiten. Laut Sigrid Meurer von neuhland e. V., Berlin gibt es für jede Schule einen Notfallplan für Feuer, aber keine ist auf den Umgang mit Suizid oder Suizidgefährdung vorbereitet.[35]

Die Referentinnen und Referenten müssen dieses Thema nicht unbedingt behandeln, wenn Sie sich damit überfordert fühlen. Die Erfahrung hat jedoch gezeigt, dass bei der Behandlung der Themen »Sterben, Tod und Trauer« das Thema »Suizid« fast immer von den Schülerinnen und Schülern thematisiert wird. Daher ist es wichtig für die Multiplikatoren, sich vorab mit dieser Materie vertraut zu machen.

Das Projekt soll es den Schülerinnen und Schülern ermöglichen, über die im Folgenden genannten Kompetenzen zu verfügen:

---

35 Meurer, S., Expertensymposium, 2012

B Projektunterricht

Die Schülerinnen und Schüler

- werden an das Thema Suizid herangeführt.
- erkennen, dass es für die meisten Probleme eine Lösung gibt.
- verstehen, dass das Reden über Suizid oder das direkte Ansprechen eines Menschen auf ihre oder seine möglichen Suizidabsichten keinesfalls einen Suizid auslöst!
- lernen, dass nicht alle Probleme allein gelöst werden können und dass es manchmal wichtig ist, Hilfe zu holen, entweder für sich selbst oder für jemand anderen.
- erfahren, dass sie eine Person ansprechen dürfen, wenn sie das Gefühl haben, dass diese Person ernsthafte Probleme hat und dass sie sich nicht so schnell abweisen lassen sollen. Dass sie jedoch auch Hilfe holen können, wenn sie sich überfordert fühlen.
- begreifen, dass es Situationen gibt, in denen sie die Hilfe von Erwachsenen einschalten müssen (z. B. wenn eine Suizidabsicht konkret geäußert wurde).[36]

2.3.2 Methodenwahl

- Sensibilisierung mit Hilfe von Fragen und Musik
- Selbstreflexion anhand von Fragebögen
- Wissensvermittlung durch Fragebögen und PowerPoint Vortrag
- Selbsterfahrungsübungen, Diskussionen, Rollenspiel
- Filmbetrachtung und -besprechung
- Ressourcenorientierter Abschluss durch Beantwortung von Fragen

---

36 Beratungsstelle neuhland – Hilfe in Krisen gGmbH, Berlin

2.3.3 Implementierung

Tab. 3: Ablaufplan zum Unterrichtsthema »Suizid«[37]:

Zeit	Inhalt	Methode	Material
5 min	Einstiegsübung (1)	Beantwortung von Fragen durch Vortreten	Mündliche Fragen
5 min	Lied	Vorspielen eines Liedes, um in das Gefühl zu kommen	z. B. Lied »Still« von Jupiter Jones
5 min	Begriffserklärung (2)	Erläuterungen der angemessen Begriffe	
20 min	Persönliche Einstellung zu Suizid (3)	Fragen beantworten Einzelarbeit	Fragen auf Blättern
30 min	Abbau von Mythen und falschen Annahmen zu Suizid (4)	Diskussion über die Aussagen in Kleingruppen: richtig oder falsch?	Aussagen auf Blättern
20 min	Vortrag (5)	PowerPoint Präsentation	Laptop, Beamer
20 min	Film über Suizid und anschließende Diskussion alternativ Film über Mobbing (6)	Dokumentarfilm	Laptop, Beamer und Lautsprecher oder DVD Gerät
45 min	Rollenspiel: Erkennen von Suizidalität (7)	Einteilung in Dreiergruppen (2 Akteure und 1 Beobachter)	Anleitung zu Fragen
20 min	Positive Erinnerungen anregen (8)	Beantwortung von Fragen zu eigenen Ressourcen	Ressourcium-Fragekärtchen von Michaela Huber

---

37 Praktische Durchführung der Einheit Suizid von Beratungsstelle neuhland – Hilfe in Krisen gGmbH, Berlin

(1) Einstiegsübung

Alle Schülerinnen und Schüler werden aufgefordert, von ihren Plätzen aufzustehen. Nacheinander stellt die Referentin oder der Referent unterschiedliche Fragen. Die Schülerinnen und Schüler, die die Frage mit Ja beantworten können, treten einen Schritt nach vorne. (Freiwilligkeit beachten!)

- Wer hätte heute Morgen gerne noch länger geschlafen?
- Wer hatte Zeit zu frühstücken?
- Wer hatte heute schon Stress?
- Wer hat schon herzhaft gelacht?
- Wer hat schon mal eine Krise in der Familie erlebt?
- Wer kennt jemanden, der schon mal Suizidgedanken hatte oder einen Suizidversuch unternommen oder sich tatsächlich selbst getötet hat?

Oft sind die Jugendlichen und Lehrpersonen überrascht, wie viele schon einmal Berührung mit dem Thema Suizid hatten.

(2) Begriffsklärung:

Vorab möchten wir kurz auf die Abgrenzung der Begriffe »**Selbstmord**«, »**Freitod**«, »**Suizid**« und »**Selbsttötung**« eingehen.

Nicht sinnvoll ist der Begriff »**Selbstmord**«, da hier der Begriff »**Mord**« mit Verwerflichkeit und einer Handlung aus niederen Beweggründen assoziiert wird.

Der Begriff »**Freitod**« ist ebenfalls nicht hilfreich, da er den Sachverhalt eher beschönigt und man unterstellt, dass Selbsttötung frei gewähltes Verhalten sei.

Um eine einseitig moralisierende oder beschönigende Begriffsbesetzung zu vermeiden, wird die Verwendung von »**Suizid**« und

»**Selbsttötung**« als neutralere Begriffe auch im Hinblick auf Angehörige empfohlen.[38]

(3) Persönliche Einstellung zu Suizid

Jede Teilnehmerin und jeder Teilnehmer erhält ein Blatt mit Fragen zur Selbstreflexion und Einstieg in das Thema.

Selbstreflexion: Einstellung zum Suizid

Bitte ergänze die folgenden Sätze ganz spontan ohne lange nachzudenken.

1. Suizid ist

_____

_____

2. Ich denke, dass Suizid moralisch

_____

_____

3. Menschen, die sich umbringen, sind

_____

_____

4. Suizid ist bei Jugendlichen eine der Haupttodesursachen, weil

_____

_____

---

38 Beratungsstelle neuhland – Hilfe in Krisen gGmbH, Berlin

5. Wenn ich an Suizid denke, ist meine größte Angst, dass

6. Der einzige Vernunftsgrund für Suizid wäre für mich

7. Ich glaube, es gibt überhaupt keine Vernunftsgründe dafür, sich das Leben zu nehmen, denn

8. Am schlimmsten wäre für mich, wenn sich jemand das Leben nähme, dass

Quelle: Beratungsstelle neuhland – Hilfe in Krisen gGmbH, Berlin

Es ist wichtig, vorher darauf hinzuweisen, dass die Antworten nicht im Plenum vorgestellt werden. Es geht vielmehr darum, wie sich die Teilnehmerinnen und Teilnehmer bei der Beantwortung der Fragen gefühlt haben und welche Antworten ihnen schwer oder leichtfielen.

(4) Abbau von Mythen und falschen Annahmen zu Suizid

Hierbei geht es darum, einige allgemein verbreitete Vorurteile über Suizid auf ihren Wahrheitsgehalt zu überprüfen. Jeder erhält einen Fragenkatalog, der je nach zeitlicher Kapazität entweder in Kleingruppen oder mit der gesamten Klasse diskutiert werden kann.

Fragen zu Suizid: Richtig oder Falsch?

1. Jugendliche, die darüber reden, sich das Leben nehmen zu wollen, tun dies höchst selten.
2. Wenn Jugendliche schon einen Suizidversuch verübt haben, versuchen sie es selten noch einmal.
3. Jugendliche, die Alkohol und Drogen nehmen, begehen selten Suizid, weil sie eine andere Form gefunden haben, »ihre Probleme zu bewältigen«.
4. Suizidversuche stellen oft eine Art »russisches Roulette« dar, insofern als sich Jugendliche oft nicht darüber im Klaren sind, ob sie leben oder sterben wollen.
5. Wenn du einen jungen Menschen direkt danach fragst, ob er daran denkt, sich das Leben nehmen zu wollen, läufst du Gefahr, den Suizidgedanken erst an ihn heranzutragen.
6. Mädchen unternehmen häufiger als Jungen einen Suizidversuch.
7. Auffällige Verbesserungen in der Stimmung eines Jugendlichen, nachdem sie oder er einen Suizidversuch gemacht hat, zeigen, dass die Gefährdung vorbei ist und dass sie oder er nicht länger suizidgefährdet ist.
8. Die Suizidhäufigkeit ist bei Jungen größer als bei Mädchen.
9. Die meisten Suizide geschehen ohne vorherige Ankündigung.
10. Die meisten Jugendlichen, die einen Suizid versuchen, sind geistesgestört oder »verrückt«.
11. Neben Gefühlen der Feindseligkeit und Aggression bestimmen Gefühle der Traurigkeit und Depression die Gefühlslage von suizidgefährdeten Jugendlichen.
12. Der Verlust eines geliebten Menschen hat überraschenderweise wenig mit suizidauslösenden Faktoren zu tun.
13. Suizid ist die zweithäufigste Todesursache unter Jugendlichen.
14. Ereignet sich ein Suizid in der Familie, ist die Suizidgefährdung der anderen Familienmitglieder höher als vorher.

Quelle: Beratungsstelle neuhland – Hilfe in Krisen gGmbH, Berlin

Antworten zu Suizid: Richtig oder Falsch?
1. Falsch
Es geschieht sehr häufig, dass diejenigen, die darüber reden, sich das Leben nehmen zu wollen, es auch tun. Manche sprechen darüber, um mitzuteilen, wie schlecht es ihnen geht. Natürlich möchten auch manche die Aufmerksamkeit auf sich ziehen und im Mittelpunkt der Sorge anderer stehen. Aber dies ist kein Grund, die Ankündigung nicht ernst zu nehmen, denn es gilt immer noch: Diejenigen, die es sagen, tun es auch.
2. Falsch
Achtzig Prozent derjenigen, die einen Suizid begehen, haben vorher einen Suizidversuch gemacht. Jeder Suizidversuch ist ein Hilferuf. Wenn jemand einen Suizidversuch gemacht hat, ist er noch suizidgefährdeter als vorher, denn viele versuchen es noch einmal. Das soll aber nicht heißen, dass jemand, der einmal suizidgefährdet ist, es sein Leben lang bleibt. Dies hängt von der Hilfe ab, die sie oder er bekommt und als solche akzeptiert. Jüngere Menschen machen häufiger mehrere Versuche, ältere sterben meistens beim ersten Versuch.
3. Falsch
Diejenigen, die Alkohol und Drogen nehmen, sind weit suizidgefährdeter als diejenigen, die keine nehmen. Suizidgefährdete Jugendliche fühlen sich alleingelassen und einsam, Drogenabhängige leben oft innerlich und manchmal auch äußerlich isoliert und getrennt von ihren Familien. Ihnen fehlt die Unterstützung. Sie nehmen Drogen, um ihren Problemen zu entfliehen. Suizid und Suizidversuch können ebenfalls als Flucht vor der Realität angesehen werden.
4. Richtig
Diejenigen, die einen Suizid begehen oder einen Suizidversuch machen, wollen oft gar nicht wirklich sterben. Sie wollen nur so nicht mehr weiterleben. Sie quälen sich mit schrecklichen ambivalenten Gefühlen: sterben, aber gleichzeitig auch unter veränderten Bedingungen leben zu wollen. Sie fühlen sich hilflos und

ohnmächtig, diese Gefühle zu verändern. Sie suchen im Grunde nicht wirklich den Tod, sondern sie entfliehen ihrem realen Leben.
5. Falsch
Darüber sprechen führt nicht zum Suizid und löst auch keine Suizidgedanken aus. Im Gegenteil, oft ist die oder der Angesprochene froh und erleichtert darüber, dass andere erkennen und bemerken, wie schlecht sie oder er sich fühlt. Es ist oft der erste Schritt zu einem vertrauensvollen und hilfreichen Gespräch und kann aus der Krise heraushelfen.
6. Richtig
Mädchen und Frauen machen zehnmal häufiger als Jungen und Männer einen Suizidversuch. Dies mag damit zusammenhängen, dass Mädchen und Frauen ihre Gefühle, auch die verzweifelten, eher zum Ausdruck bringen als Jungen und Männer. Mädchen und Frauen greifen auch zu anderen Mitteln: Mädchen eher zu den »weichen« Methoden, z. B. Tabletten, Jungen und Männer eher zu den »harten« wie Schusswaffen, Erhängen, vor den Zug werfen.
7. Falsch
Jemand, der sich lange mit Suizidgedanken quält, erscheint der Umwelt verändert: traurig, depressiv, mutlos, passiv. Fasst jemand jedoch für sich den Entschluss, seinem Leben ein Ende zu bereiten, geht es ihr oder ihm oft scheinbar besser. Zumindest erscheint es ihren oder seinen Angehörigen und Freunden so: sie oder er ist wieder aktiver, unternehmungslustiger und vielleicht auch fröhlicher. Dieser Zustand täuscht über die wahren Gefühle hinweg. Jemand erscheint nur deshalb »positiv« verändert, weil sie oder er den Entschluss zur Tat gefasst hat. Dies ist der gefährlichste Zeitpunkt überhaupt.
8. Richtig
Jungen und Männer begehen weit häufiger einen Suizid als Mädchen und Frauen. Dies ist übrigens in allen Altersstufen und in allen Ländern der Welt der Fall.

9. Falsch
Fast alle, die einen Suizid begehen, haben vorher in irgendeiner Weise davon gesprochen. Sie tun dies häufig verdeckt und subtil, so dass man es kaum als »Alarmsignal« verstehen kann, aber wenn man gelernt hat zu »hören«, dann kann man die Alarmsignale erkennen, verstehen und rechtzeitig eingreifen.

10. Falsch
Keineswegs alle, die einen Suizid begehen, sind geistesgestört oder geisteskrank. Man muss nicht »verrückt« sein, wenn man sich umbringen will! Allerdings erhöht eine chronische Geisteskrankheit erheblich das Suizidrisiko.

11. Richtig
Suizidgefährdete Jugendliche fühlen starke aggressive und feindselige Impulse, aber meistens sind diese gegen sich selbst gerichtet. Der depressive Gefühlszustand überwiegt bei weitem und besteht aus Hoffnungs- und Hilflosigkeit.

12. Falsch
Der häufigste Anlass für einen Suizid ist der Verlust eines geliebten Menschen durch Tod, Trennung oder durch Auflösung einer Freundschaft.

13. Richtig
Suizid ist in der Tat nach Unfällen die zweithäufigste Todesursache von Jugendlichen. Generell gibt es in Deutschland doppelt so viel Tote durch Suizide als durch Verkehrsunfälle.

14. Richtig
Suizid ist weder erblich noch genetisch bedingt. Dennoch gibt es Häufungen von Suiziden in bestimmten Familien. Dies ist lerntheoretisch zu erklären und beruht oft auf Imitation und dem Gefühl, etwas machen zu dürfen, was andere aus der Familie vorher auch getan haben.

Quelle: Beratungsstelle neuhland – Hilfe in Krisen gGmbH, Berlin

(5) PowerPoint Vortrag zu Suizid[39]

(6) Film über Suizid und anschließende Diskussion

An dieser Stelle kann ein Film über eine suizidgefährdete Jugendliche gezeigt werden, zum Beispiel: »Hallo Jule ich lebe noch«. Die DVD zum Film mit einer Filmlänge von 43 Minuten kann bei der Film- und Fernsehproduktion Umbreit unter
auf www.umbreitfilm.de bezogen werden.
Alternativ bietet sich ein 16-minütiger Filmbeitrag zum Thema Mobbing, Konflikte und Enttäuschungen an. Mit dem Film:»...UND DU BIST WEG!« haben wir bereits gute Erfahrungen in Klassen gemacht. Für den Erhalt und die Nutzung der DVD wenden Sie sich bitte an die Polizeiinspektion Schwerin: Polizeihauptrevier Schwerin, Graf-Yorck-Straße 6, 19061 Schwein, Telefon: 0385/51800. E-Mail: phr.schwerin@polmv.de.
 Im Anschluss ergibt sich eine Diskussion über den Film. Es können auch persönliche Erlebnisse besprochen werden. Vor allem auf den Film zum Thema Mobbing haben die Schülerinnen und Schüler mit großer Betroffenheit reagiert. Aussagen wie:»Oh je, ich glaube wir müssen viel mehr auf unsere Klassenkameraden achten.« ermutigt uns, diesen Film in dem Projektunterricht bei einer Mobbingproblematik einzusetzen.

(7) Rollenspiel: Erkennen von Suizidalität

Es folgt ein Rollenspiel, durch das Jugendliche ermutigt werden sollen, bei Verdacht auf Suizid konkrete Fragen zu stellen und Hilfsmöglichkeiten zu benennen. Es soll Jugendlichen helfen, Unsicherheit und Berührungsängste abzubauen und offener mit diesem Thema umzugehen.
 Hierfür werden Dreiergruppen gebildet, wobei eine Person einen suizidgefährdeten Jugendlichen spielt, eine andere Person übernimmt

---

[39] Zugriff auf den PowerPoint Vortrag erhalten Sie auf dem Multiplikatorenseminar

die Rolle einer Begleiterin oder eines Begleiters/Freundes und die dritte Person beobachtet die Konversation. Dann wird eine Gesprächssituation simuliert, in der die Jugendlichen lernen eventuelle Suizidabsichten direkt anzusprechen.

Übung für Gespräch mit suizidaler Schülerin / suizidalem Schüler (Ca. 15-20 Minuten / Sequenz)
Schülerin oder Schüler:
Suizidale Gedanken anbieten, nicht zu »unzugänglich« sein.
Welche Interventionen werden als hilfreich empfunden, welche Gefühle werden ausgelöst?

Hospizmitarbeitende / Lehrerinnen und Lehrer:
Möglicher Einstieg in das Gespräch:
»Ich mache mir Sorgen, weil ich den Eindruck habe, es geht Dir schlecht. Ich möchte mit Dir darüber reden.«

Grundsätzlich gilt:

- Für einen geschützten Gesprächsrahmen sorgen.
- Ruhig, aufmerksam und geduldig zuhören.
- Ausreichend Raum geben, um suizidale Gedanken und Phantasien aussprechen zu können.
- Direktes Ansprechen: Möglichst genau nach Suizidgedanken fragen.
- Wenig »drum herum« reden, zum Thema kommen, nicht ablenken lassen (im Rollenspiel **nicht** die ganze Lebensgeschichte erfragen).
- Eigene Ängste wahrnehmen, sich aber nicht durch diese abhalten lassen, konkret nachzufragen.
- Wahrnehmen, welche Gefühle und Abwehrreaktionen die Schülerin oder der Schüler auslöst, wo eigene Grenzen spürbar werden, eigene Körperreaktionen wahrnehmen.
- Unterstützung von kompetenten Ansprechstellen berücksichtigen!

»Time out«, Abgeben oder Aussteigen aus dem »Fall« ist erlaubt!

Beobachterin oder Beobachter:
Achten auf Einhalten des Zeitrahmens (Erinnerung 5 min vor Ablauf). Empathie für beide Rollen, wie fühlen sich möglicherweise die Akteure, was könnten sie als hilfreich empfinden.
Beobachtet Interaktionsprozess und eigene Empfindungen.

Rückmeldung:
Bitte fragen, ob Rückmeldung erwünscht ist.
Bitte nur konstruktiv-wohlmeinende Rückmeldung.
Eigene Blickrichtung: Wie hätte ich mich selbst in dieser Situation gefühlt?

Quelle: Beratungsstelle neuhland – Hilfe in Krisen gGmbH, Berlin

---

Fragen zur Einschätzung suizidaler Gefährdung
Direkte und indirekte Andeutungen aufgreifen und klären

- Denkst du daran, nicht mehr leben zu wollen?

Pläne für Suizidhandlungen explorieren

- Hast du schon konkrete Vorstellungen (wie, wann, wo *würdest*...)?
- Wie häufig hast du diese Gedanken?
- Seit wann hast du die Gedanken schon?
- Hast du darüber gesprochen und wie haben die anderen dann reagiert?
- Gibt es jemanden, der Dich unterstützt?

> **Suizidalität offen und nicht wertend ansprechen!**
>
> **Je konkreter die Gedanken, desto größer möglicherweise die Gefahr, desto mehr Handlungsbedarf besteht, professionelle Hilfe hinzuzuziehen!**
>
> **Nicht die Suizidalen haben Angst vor den Fragen, sondern das Gegenüber!**
>
> **Unbedingt vermeiden sollte man:**
>
> …über den Sinn von Suizid zu diskutieren.
> …dem Gegenüber Gefühle auszureden
> …vorschnell trösten oder Mitleid auszudrücken
> …das Problem herunterzuspielen
> …zu moralisieren
> …Schuldgefühle zu wecken
> …Bewertungen
> …Verantwortung für den Anderen zu übernehmen
> …sich unter Druck setzen zu lassen
> …Provokationen persönlich zu nehmen
> …sich erpressen lassen, Geheimnisträger zu werden
> …alles alleine regeln zu wollen!!!
>
> Quelle: Beratungsstelle neuhland – Hilfe in Krisen gGmbH, Berlin

Anschließend sollte das Gespräch reflektiert werden. Folgende Fragen haben sich dabei als hilfreich erwiesen:

- Wie war es für die oder den gefährdeten Jugendlichen, die begleitende und die beobachtende Person? Wie hat sie oder er sich in der jeweiligen Rolle gefühlt?
- War es leicht in die Rolle eines Betroffenen zu schlüpfen?

- War es für die oder den Gesprächspartner leicht eine Beziehungsebene aufzubauen? Wenn nein, an welcher Stelle im Gespräch kam es zu Schwierigkeiten?
- Hat sich die oder der Betroffene während des Gesprächs ernst genommen gefühlt und konnte sich »öffnen«?

Wenn konkrete Suizidpläne geäußert werden, muss ein Erwachsener darüber informiert und Hilfe geholt werden. Bei Selbst- oder Fremdgefährdung muss die Feuerwehr mit Notärztin oder Notarzt angefordert werden, der die oder den suizidalen Jugendlichen in eine Psychiatrie einweisen kann. Innerhalb von 24 Stunden muss, wenn die Einweisung ohne Einverständnis der oder des Betroffenen erfolgt, eine Richterin oder ein Richter den Einweisungsbeschluss bestätigen. Bei Flucht wird ebenfalls die Polizei hinzugezogen.

Wichtig ist der Hinweis, nicht alles alleine lösen zu müssen und sich externe Hilfe holen zu können.

Zum Abschluss dieser Einheit werden daher die Hilfsangebote der Beratungsstellen für suizidgefährdete Menschen und ihre Angehörigen verteilt (▶ Kap. D.3 und ▶ Kap. D.4: Adressen für Hilfsangebote).

(8) Ressourcium-Fragekärtchen[40]

Wichtig zu beachten:
Während das Thema besprochen wird, ist es möglich, dass einige Schülerinnen und Schüler Abwehrreaktionen zeigen. Dies kann durch Lachen, spaßige Bemerkungen oder Zynismus zum Ausdruck kommen. Es empfiehlt sich, diese Reaktion möglichst wertfrei anzusprechen, um den Jugendlichen ihr eigenes Verhalten bewusster zu

---

40 Fragekärtchen, die zu positiven Erinnerungen anregen sollen, entwickelt von Michaela Huber. Erhältlich im Internet unter: http://www.kikt-thema.de/¬shop/.

machen und das Reflektieren darüber zu ermöglichen. Gleichzeitig sollte für die Bearbeitung des Themas genügend Zeit veranschlagt werden, damit die jungen Menschen zu Wort kommen können. Da es möglich ist, dass einige Jugendliche schon selbst Suizidgedanken hatten, ist es wichtig, auf die Signale zu achten.

C

Multiplikatorenschulung

1
Voraussetzungen und Organisation

1.1 Voraussetzungen zur Teilnahme an der Multiplikatorenschulung

Persönliche Aspekte der Teilnehmerinnen und Teilnehmer:

- Offenheit gegenüber dem Thema und gegenüber Jugendlichen
- grundsätzliche Bereitschaft als Multiplikatorin oder Multiplikator zu dienen
- Motivationsklärung mittels Fragebogen

- Selbstreflexion, ob die durchführenden Personen in der Lage sind, die zu erwartende Betroffenheit der Schülerinnen und Schüler zu ertragen[41]
- Klären von Betroffenheit aufgrund eines aktuellen oder kürzlich erlebten Verlusterlebnisses (Gefahr der Überforderung)

Fachliche Qualifikation:

- Lehrerinnen und Lehrer mit Berufserfahrung unabhängig von dem Fach, das sie unterrichten. Entscheidend sollte ihre Nähe zu den Schülerinnen und Schülern sein.[42]
- Praxiserfahrung in der Sterbebegleitung bzw. ggf. Mitarbeitende aus psychosozialen Teams, die über theoretisches Wissen und praktische Erfahrung in diesem Bereich verfügen.
- Erfolgreiche Teilnahme aller Multiplikatorinnen und Multiplikatoren an der Multiplikatorenschulung inklusive der zusätzlichen Schulungsmodule zu Suizid, Umgang mit Krisen und Trauerfällen in der Schule.

Zeitliche Voraussetzung:

- 1 Tag: Multiplikatorenschulung zur Durchführung des Projekttages
- 1 Tag: Umgang mit trauernden Schülerinnen und Schülern, Suizid und Krise

Nach ca. einem Jahr:

- 1 Tag: Qualitätssicherungsseminar für die Multiplikatorinnen und Multiplikatoren

---

41 Aussagen im Expertensymposium 2013
42 ebd.

Organisatorische Voraussetzung:

* Vernetzung vor Ort zwischen Lehrerinnen und Lehrern und Hospizmitarbeitenden
* Idealerweise Teilnahme an der Multiplikatorenschulung als multiprofessionelles »Paar«[43]
* Maximale Teilnehmer-Anzahl von 26 Personen (13 Lehrkräfte/13 Hospizmitarbeitende)
* Zurverfügungstellung eines Handbuches für alle Teilnehmenden
* Zurverfügungstellung von kompetenten Ansprechpartnerinnen und Ansprechpartnern/Kontaktstellen für die Bereiche: Durchführung des Projekttages, Umgang mit betroffenen Jugendlichen, Suizid und Krisenintervention
* Ausstellung der Teilnahmebescheinigungen

1.2 Persönliche Erfahrungen mit dem Projektunterricht in den Schulen

Für ein gutes Gelingen, ist es wichtig,

* eine angenehme Atmosphäre zu schaffen, indem man einen ruhig gelegenen, hellen Klassenraum auswählt und eine ansprechenden Mitte gestaltet.

---

[43] Die Multiplikatorenschulung wird regelmäßig in der Dr. Mildred Scheel Akademie in Köln angeboten. Anfragen bitte unter msa@krebshilfe.de. Eine bundesweite Ausweitung auch auf weitere Anbieter, insbesondere Hospiz- und Palliativ-Akademien soll zu einem späteren Zeitpunkt erfolgen. Auf Anfrage werden auch Multiplikatorenseminare individuell vor Ort durchgeführt. Anfragen bitte unter palliativzentrum-schulprojekt@uk-koeln.de.

- genügend Obst, Süßes und Getränke bereitzustellen, um das schwere Thema im wahrsten Sinne des Wortes zu VERDAUEN.
- durch Hinweis auf die Schweigepflicht und Regeln einen geschützten Rahmen zu schaffen.
- im Vorfeld zu klären, dass für alle Schülerinnen und Schüler eine verbindliche Teilnahme bis zum Ende des Projekttages besteht. Ein wichtiger Termin muss vorher angekündigt werden, um Misstrauen oder schlechter Stimmung unter den Jugendlichen vorzubeugen.
- dass keine Tests oder Klausuren vor, während oder nach dem Projektunterricht geschrieben werden.
- dass der Projektunterricht nicht am letzten Schultag vor den Ferien durchgeführt wird.
- den Schülerinnen und Schülern genügend Raum für das Einbringen von eigenen Erfahrungen zu geben.
- dass die Referentinnen und Referenten authentisch sind und flexibel auf die Bedürfnisse der Jugendlichen eingehen.
- dass die Referentinnen und Referenten vor allem in den Pausen als Ansprechperson bereitstehen.
- dass die Multiplikatorinnen und Multiplikatoren den Schülerinnen und Schülern Wertschätzung entgegenbringen, z. B. indem sie die persönlichen Erfahrungen der Jugendlichen ernst nehmen und dabei die vielschichtigen Lebenserfahrungen hervorheben.
- den Schülerinnen und Schülern immer wieder zu signalisieren, dass man sich für ihre Sorgen interessiert, Hilfestellungen anbietet und für Fragen zur Verfügung steht. Gerade während der Kreativarbeiten bietet sich die Chance, ungezwungen ins Gespräch zu kommen.

Zum zeitlichen Aspekt ist darauf zu achten, dass

- damit gerechnet werden kann, dass der Unterricht später beginnt als geplant und meist noch allgemeine schulische Informationen seitens der Lehrerin oder des Lehrers vorab besprochen werden.
- der Projekttag an die Zeiten der Schulstunden und -pausen angepasst wird, damit die Jugendlichen sich mit den Mitschü-

lerinnen und Mitschülern aus den anderen Klassen treffen können.
* genügend zeitliche Puffer eingeplant werden für Diskussionen, Rückfragen oder Lockerungsübungen.
* die Jugendlichen sehr gerne in Kleingruppen arbeiten, dies aber mehr Zeit erfordert.
* man auf keinen Fall überzieht. Besser ist es, den Projekttag vorzeitig zu beenden und den Schülerinnen und Schülern zusätzliche Freizeit zu schenken.

Bei Betroffenheit einzelner Schülerinnen und Schüler hat es sich bewährt,

* den Jugendlichen anzubieten, den Raum zu verlassen. Hierfür sollte die betroffene Person ein kurzes Handzeichen geben und sich eine Mitschülerin oder einen Mitschüler auswählen, der die oder den Jugendlichen nach draußen begleitet. Es wird ein Zeitpunkt vereinbart, zu der die beiden sich wieder im Klassenraum einfinden sollen. Dies ist wichtig, da ein unkontrolliertes Hinausrennen mehrerer Schülerinnen oder Schüler gleichzeitig sich zu einem regelrechten Lauffeuer innerhalb der Schule entwickeln und im schlimmsten Fall Panik auslösen kann. Hierbei sollte nicht unterschätzt werden, wie schnell Informationen durch SMS, Email oder Twitter in der ganzen Schule verbreitet werden können. Besonders bei weinenden Schülerinnen oder Schülern kommt es häufig zu einer Übertragung der Emotionen auf andere Jugendliche.
* Je ruhiger die Multiplikatorinnen oder Multiplikatoren auf die Schülerinnen und Schüler einwirken und ihnen Einzelgespräche kombiniert mit einem Spaziergang an der frischen Luft ermöglichen, desto schneller kommt es zu einer Beruhigung der Jugendlichen.
* Bei der anschließenden Besprechung dieser Gefühlsentladungen mit der gesamten Klasse sollte unbedingt darauf hingewiesen werden, dass solche Gefühle und damit verbundene Tränen normal sind, dass es kein Richtig oder Falsch gibt und dass es keinen Grund

gibt, sich deshalb zu schämen oder schlecht zu fühlen. Unserer Erfahrung nach haben die Schülerinnen und Schüler immer dankbar erkannt, dass ein Aufbrechen der Emotionen in diesem Rahmen für sie eine Chance darstellt, sich ihrer Gefühle bewusst zu werden, sie zuzulassen und in einem geschützten Raum, mit kompetenten Ansprechpartnerinnen bzw. Ansprechpartnern darüber zu sprechen. Sie wurden sich darüber bewusst, dass unverarbeitete Erlebnisse oder Gefühle plötzlich und unkontrolliert aufbrechen können, und dass es besser ist, es hier zu erleben, als später irgendwann einmal in einer Situation, in der es vielleicht für sie unangenehm sein könnte.

- Manche Schülerinnen und Schüler mit früheren traumatischen Erlebnissen nahmen nach dem Projekttag psychotherapeutische Hilfe in Anspruch, um sich eingehender mit dem Erlebten auseinander zu setzen.

Das Arbeiten mit Jugendlichen

- Demonstratives und lautes Desinteresse oder Stören kann aus eigener Betroffenheit und Abwehr resultieren. Oft sind dies die Schülerinnen oder Schüler, die die größte Betroffenheit mitbringen. Es ist wichtig, besonders auf sie zu achten und in den Pausen auf sie zuzugehen. Man sollte behutsam versuchen herauszufinden, was dahintersteckt. Coolness lässt keinen Rückschluss auf die Betroffenheit zu.
- Auch wenn sie abweisend wirken, nehmen sie mehr mit, als man vermutet. Wichtig ist es, dieses Verhalten nicht persönlich zu nehmen! Auf Gegenübertragung achten!
- Vermeintliches Desinteresse der Jugendlichen und Ausdruck von Langeweile sollte man gelassen aushalten.
- Vor allem männliche Jugendliche haben Schwierigkeiten, sich zu öffnen. Zitat eines Jungen: »Manches erzähle ich nicht mal meinen engsten Kumpels«. Verdrängung ist hier als eine Bewältigungsstrategie anzusehen, die für dieses Entwicklungsalter durchaus normal ist.

- Man sollte immer wieder Kontakt suchen und sich in den Pausen für Gespräche bereithalten.
- Die Jugendlichen sollten gefragt werden, ob sie während der Kreativarbeiten Meditationsmusik hören möchten. Manche fanden es gut, andere nicht und wieder andere wollten ihre eigene Musik hören.
- Man sollte den Jugendlichen immer auf Augenhöhe begegnen, ohne dabei gewollt jugendlich zu wirken.
- Humor ist wichtig und gut – dabei jedoch authentisch bleiben.
- Man sollte als Referent oder Referentin sehr flexibel sein und sollte auf die Wünsche der Schülerinnen und Schüler eingehen.
- Man sollte sie nie drängen, zu sprechen und ihre Probleme immer ernst nehmen.
- Viele Jugendliche bringen sich gerne ein und teilen sich gerne mit. Die Referentinnen oder Referenten sollten immer wieder nach den Erfahrungen der Jugendlichen fragen.
- Auch auf die Einhaltung der Regeln sollte immer wieder hingewiesen werden, um gegenseitigen Respekt zu fördern, jedem einzelnen die Möglichkeit zu geben, aussprechen zu können und keine Wertung vorzunehmen.
- Dominante Schülerinnen oder Schüler sollten bei Kleingruppenarbeiten getrennt werden.
- Pubertierende Äußerungen (Kraft- oder Sexualausdrücke) sollte man nach Möglichkeit ignorieren und cool bleiben.
- Lockerungsübungen einfließen lassen.
- Man darf Jugendlichen nur so viel Hilfe anbieten, wie man auch leisten kann. Hier muss auf die eigenen Grenzen geachtet und gegebenenfalls auf weitere Ansprechpartnerinnen und Ansprechpartner oder Anlaufstellen verwiesen werden.

Erfahrung mit Lehrerinnen und Lehrern:

- Eine gute Atmosphäre und eine generelle Offenheit der Schülerinnen und Schüler für das Thema Sterben, Tod und Trauer können auch von den Lehrerinnen und Lehrern und ihrer Beziehung zu der Klasse abhängen. Eine Unsicherheit der Lehrkraft im Umgang mit dem Thema überträgt sich direkt auf die Jugendlichen.

- Eine gute Vorbesprechung mit der Lehrperson über ihre eigene Auseinandersetzung mit dem Tod und Informationen über mögliche Reaktionen der Schülerinnen und Schüler (Risiken und Nebenwirkungen) sind daher aus unserer Sicht unverzichtbar.
- Unsere Erfahrung ist, dass die Anwesenheit einer Lehrerin oder eines Lehrers von den Jugendlichen als beruhigend und hilfreich empfunden wurde.
- Die Lehrkräfte haben durch den Projekttag teilweise viel Persönliches über einzelne Schülerinnen und Schüler erfahren und konnten darauf eingehen und daraus resultierende schulische Defizite besser verstehen. Daraus ergaben sich manchmal weiterführende und intensive Gespräche zwischen Jugendlichen und den Lehrpersonen.

Besonderheiten einzelner Schulformen – Erfahrungen aus der Pilotphase:

Berufskolleg mit den Bildungsgängen im Sozial- und Gesundheitswesen

Hier wurde deutlich, dass aufgrund des höheren Altersdurchschnitts und der damit zusammenhängenden reichhaltigeren Lebenserfahrung der Schülerinnen und Schüler eine sehr angeregte Diskussion stattfand. Die Auswertung der Vorabfragebögen ergab, dass bereits eine hohe Zahl der Jugendlichen persönliche Erfahrungen mit diesem Thema hatte, was eventuell auf das Interesse für diese Fachrichtung schließen lässt. Gleichwohl bereicherten die jungen Erwachsenen den Projektunterricht durch ihre persönlichen Schicksale. Ein Schüler schrieb: »Meine Mutter ist gestorben. Man weiß nicht warum.«

Eine Schule entschied sich dafür, die zwei Projekttage an den Anfang einer ganzen Projektwoche zu diesem Thema zu stellen. Die Heranwachsenden hatten zusätzlich die Möglichkeit, an einer Füh-

rung über Umgang mit Tod in anderen Kulturen im Rautenstrauch-Joist-Museum in Köln teilzunehmen, ein ambulantes und stationäres Hospiz kennen zu lernen, das Kinder- und Jugendhospiz in Olpe und einen Bestatter zu besuchen.
Generell kann gesagt werden, dass es schwierig sein kann, ca. 30 Jugendliche immer wieder zur Ruhe und Ernsthaftigkeit sowie gegenseitigem Respekt anzuhalten. Auch bis die Schülerinnen und Schüler wieder aus den Pausen in die Klasse zurückkehren, dauert es häufig länger als man erwartet. Einige wenige treffen erst lange nach Unterrichtsbeginn ein. In solchen Fällen ist die Durchführung des Projektunterrichts mit viel Anstrengung verbunden. Dennoch macht es großen Spaß und ist sehr bereichernd. Für dieses »schwere« Thema benötigten die Jugendlichen in der Regel sehr viele Pausen.

Gymnasium
Einige der Gymnasiasten bevorzugten eher eine tiefergehende Wissensvermittlung und waren weniger bereit, ihre Gefühle innerhalb der Klasse offen zu äußern. Unruhe im Hochbegabtenzweig eines Gymnasiums ließ auf eine intellektuelle Unterforderung der Schülerinnen und Schüler schließen. Sie interessierten sich sehr für medizinisches Fachwissen. Besonders deshalb ist es wichtig, dass die Referentinnen und Referenten die Jugendlichen intensiver und dennoch sensibel auf ihre Gefühle ansprechen, sodass die Schülerinnen und Schüler diese besser wahrnehmen können und auszudrücken lernen.

Förderschule
Besonders in der Förderschule war bereits ein hoher gegenseitiger Respekt und Achtung vorhanden. Sie halfen sich gegenseitig. Diese Jugendlichen haben sich frühzeitig mit ihrem »Anderssein« auseinandergesetzt und sind daher sehr sensibel im Umgang mit Trauer.
Einige junge Menschen hatten einen großen Redebedarf und äußerten Wut und Trauer über ihre Krankheit.
Man kann davon ausgehen, in vielen Klassen auch auf Schülerinnen und Schüler mit einer schweren Erkrankung und eventuell

schlechter Prognose zu treffen. Ein Mädchen mit einem Gehirntumor hatte große Angst vor dem Projektunterricht und fing schon zu Beginn an zu weinen. Sie wollte stattdessen an dem Unterricht in einer anderen Klasse teilnehmen. Als sie jedoch ihre gut gelaunten Klassenkameradinnen und Klassenkameraden in der Pause traf, die ihr eine positive Rückmeldung über den Projektunterricht gaben, entschied sie sich spontan doch für eine Teilnahme. Sie konnte sich gut auf die Kreativarbeit mit Ton einlassen und war dann glücklich bis zum Ende dabei gewesen zu sein. Ein weiterer Schüler mit schlechter Prognose war sehr gefasst. Er modellierte bei dem Thema »Was kommt nach dem Tod?« eine Insel mit Palmen, auf der zwei lachende Menschen in der Sonne liegen und sich an der Hand halten. Er sagte dazu: »Ich stelle mir vor, dass wenn man stirbt, es so ist, wie wenn man von einer Welle weggespült wird und irgendwo wieder an Land gespült wird, wo es schön ist. Dort treffe ich meinen Freund, der letztes Jahr verstarb und wir halten uns an der Hand«

Wichtig ist es, in diesen Schulen keine allgemeinen Fragen zu stellen, sondern ganz genau zu fragen: »Was genau hat Dir besonders gefallen, was nicht?«

Aufgabenstellungen sollten immer an konkreten Beispielen erklärt werden.

Für alle Schulformen gilt:
Nicht geeignet ist es, den Projektunterricht in eine jahrgangsübergreifende Projektwoche einzubinden. Unserer Erfahrung nach hatten die jüngeren Schülerinnen und Schüler einen besseren Zugang als ältere. Sie waren mutiger, offener und konnten sich besser abgrenzen, wodurch ein Austausch gebremst wurde und keine gemeinsame Ebene gefunden wurde.

Zitate der Schülerinnen und Schüler aus der Abschlussrunde

»Thema betrifft mich nicht.«
»Man findet zu sich selbst.«
»Nichts hat bisher unsere Klassengemeinschaft so zusammengeschweißt, wie dieses Seminar.«

»Man schöpft persönlich viel Kraft daraus.«
»Ich habe jetzt keine Angst mehr vor dem Tod.«
»Zeit, um über vieles nachzudenken.«
»Ich denke, ich kann nun besser mit Trauernden und Kranken umgehen.«
»Ich bin erleichtert, nun zu wissen, dass ein schmerzfreies Sterben dank der Palliativmedizin möglich ist und man nicht in die Schweiz fahren muss.«

Zitate der Lehrpersonen:

»Die beiden Projekttage, die Kopf und Herz bewegt haben. Der Eigentätigkeit der Teilnehmer und ihrer Motivation durch Anschauung und originelle Anregungen wurde viel Raum gegeben. Dadurch war für eine große Lebendigkeit gesorgt.«
Ruth S., Philosophielehrerin von der Jahrgangsstufe 12

»Sehr authentische, zugewandte Dozentinnen, die viel Wärme und Empathie ausstrahlten. Zwei ereignisreiche Tage, in denen meine Schüler und Schülerinnen (und ich) viel erlebt, gelernt und über uns erfahren haben. Ich danke für die Projekttage und würde mich freuen, Sie noch einmal an unserer Schule begrüßen zu dürfen.«
Jutta F., Lehrerin Berufskolleg Oberberg

»Insgesamt abwechslungsreiche pädagogisch sinnvolle Gestaltung mit großer persönlicher Kompetenz im Blick auf das Arbeitsfeld (Palliative Versorgung), die spürbar war und bei der Vermittlung an die Schüler sehr hilfreich war. Das Angebot zu Gesprächen bei Bedarf (mit einzelnen Schülern) war wichtig und hilfreich. Es ist gelungen, die Schüler für das Thema zu öffnen, sie mit ihren Erfahrungen ernst zu nehmen, die Verarbeitung eigener Erfahrungen anzuregen!«
Christa W., Lehrerin Berufskolleg Oberberg

Der Projekttag hat sowohl Nähe aufgebaut als auch den Respekt der Mitschülerinnen und Mitschüler untereinander gefördert. Sie haben sich selbst und ihre Bedürfnisse besser kennengelernt und sind innerlich gewachsen. Die Jugendlichen wussten nach dem Projekttag, welche Hilfsmöglichkeiten vorhanden sind, wenn ein Angehöriger betroffen ist, und dass sie in einer solch schwierigen Situation nicht allein dastehen. Sie waren erleichtert, dass man ohne Schmerzen sterben kann, und sie gaben das Wissen zu Hause an ihre Eltern weiter. Es ist wichtig, dass dieses Thema in der Schule stattfindet und dass man eng mit den Lehrern zusammenarbeitet. Bei den Schülern ist es ein

Favoritenthema, auch wenn sie ein wenig Angst davor haben. Lehrer haben ebenfalls Befürchtungen und sind froh, von erfahrenen Menschen unterstützt zu werden. Es besteht ein hoher Bedarf an Fortbildungen für Lehrer. Der durch dieses Projekt zur Verfügung gestellte Medienkorb und Methodenpool ist dafür ideal. Lehrer und Schüler sitzen bei dem Thema in demselben Boot und kommen sich dabei sehr nahe. Lehrer konnten ihre Schüler noch einmal ganz anders mit ihrem biografischen Hintergrund wahrnehmen.
Pia H., Gymnasiallehrerin Christophorusschule Königswinter

1.3 Qualifikation/Teilnahmebescheinigung

Am Ende der in der Regel zweitägigen Multiplikatorenschulung erhalten alle Teilnehmenden eine Bescheinigung über die erfolgreiche Teilnahme.

1.4 Qualitätssicherung

Die Teilnehmerinnen und Teilnehmer der Multiplikatorenschulung erhalten die Möglichkeit, an weiteren Qualitätssicherungsseminaren teilzunehmen, die in regelmäßigen Abständen vom Zentrum für Palliativmedizin, Uniklinik Köln durchgeführt werden. Hier sollen insbesondere die Ergebnisse der im Rahmen des Projektunterrichts erfolgenden Evaluation vorgestellt und diskutiert werden (▶ Kap. B.1.7).

2
Curriculum[44]

2.1 Lernziele

Lehrkräfte und Mitarbeitende aus dem Hospiz- und Palliativbereich werden am Ende der Multiplikatorenschulung und mit Hilfe des Handbuches in der Lage sein, gemeinsam einen Projekttag zum Thema »Sterben, Tod und Trauer« an weiterführenden Schulen mit Sicherheit und Ruhe durchzuführen.

---

44 Modellprojekt wurde vom Gesundheitsministerium NRW für 2017 für NRW gefördert. Anfragen bitte per Email an palliativzentrum-schulprojekt@uk-koeln.de.

Auf der Ebene der Fachkompetenz

- kennen die Multiplikatorinnen und Multiplikatoren die Begriffe Palliativmedizin und Hospiz, können diese voneinander abgrenzen und ihr Wissen an Schülerinnen und Schüler weitergeben.
- erwerben theoretisches und praktisches Wissen zum Thema »Sterben, Tod und Trauer«.
- kennen die Multiplikatorinnen und Multiplikatoren den Ablauf des Projektes »Umgang mit Sterben, Tod und Trauer« und können die geplanten Schritte situationsspezifisch umsetzen und auf die besonderen Bedürfnisse der Schülerinnen und Schüler eingehen.
- verfügen die Multiplikatorinnen und Multiplikatoren über alle Materialien, die sie zur adäquaten Umsetzung des Projektunterrichts benötigen und können sie entsprechend den Erfordernissen einsetzen.
- kennen die Multiplikatorinnen und Multiplikatoren alle geplanten Schülerkompetenzen des Projektes und können den Lernprozess gezielt unterstützen.
- kennen die Multiplikatorinnen und Multiplikatoren die organisatorischen Rahmenbedingungen, die eine erfolgreiche Umsetzung des Projektes gewährleisten und einen geschützten Rahmen für die Schülergruppe schaffen.
- verfügen die Lehrpersonen über ein Netzwerk, auf welches sie in Bedarfsfällen und in Notfällen zurückgreifen können.
- können die Lehrkräfte in speziellen Trauersituationen ihrer Beratungsfunktion gegenüber Schülerinnen und Schülern gerecht werden.
- können die Lehrpersonen im Bedarfsfall unterstützen und mit Fachwissen einfühlsam beraten.

Auf der Ebene der überfachlichen Kompetenzen

- finden sich die Lehrkräfte persönlich in die komplexe Thematik »Sterben, Tod und Trauer« ein und werden im Umgang mit dem Thema sensibilisiert.

- vertiefen die Lehrkräfte ihren Zugang zur Thematik »Sterben, Tod und Trauer« durch Hospizkoordinatorinnen und Hospizkoordinatoren und ehrenamtliche Hospizmitarbeiterinnen und Hospizmitarbeiter und vernetzen sich.
- reflektieren die Lehrkräfte ihre persönliche Einstellung und ihren Umgang mit der Thematik und können eigene Grenzen erkennen und achten.
- fühlen sich die Multiplikatorinnen und Multiplikatoren in die Schülerperspektive ein, entwickeln Sicherheit und Verständnis für das Projekt und auch dessen Schwierigkeiten und erfahren eigene Grenzen.
- lernen die Multiplikatorinnen und Multiplikatoren die Voraussetzungen zu schaffen, dass die Jugendlichen einen sicheren Raum zum Ausdruck ihrer Gefühle erhalten und gegenseitigen Respekt wahren.
- werden die Multiplikatorinnen und Multiplikatoren darin bestärkt, authentisch und flexibel auf die Bedürfnisse der Schüler einzugehen.
- lernen die Multiplikatorinnen und Multiplikatoren zu kooperieren und ihre gegenseitigen Stärken und Schwächen anzuerkennen.
- werden sich die Lehrpersonen darüber bewusst, dass die Interaktion mit den Schülerinnen und Schülern über die reine Projektzeit hinausgeht und ein Austausch oftmals in schulungsfreien Zeiten und im persönlichen Gespräch stattfindet.
- lernen Schülerinnen und Schüler sowie Lehrpersonen sich gegenseitig mit ihrem jeweiligen biografischen Hintergrund kennen und achten und werden damit zu einem besseren Verstehen der anderen Person angeregt.
- erkennen die geschulten Lehrpersonen ihre Verantwortlichkeit und Multiplikatorenfunktion gegenüber Schülerinnen und Schülern, Eltern sowie Kolleginnen und Kollegen.
- erkennen die Multiplikatorinnen und Multiplikatoren ihre Verantwortlichkeit im präventiven Bereich.
- erkennen die Lehrpersonen Trauerreaktionen bei den Jugendlichen, können auf diese eingehen und in Krisensituationen Gefahren einschätzen und reagieren bzw. Hilfe in Anspruch nehmen.

(Projekttag 2)

2.2 Methodenwahl

* Übung zum Kennenlernen und Vernetzung, Abbau von Anspannung
* Selbstreflexion anhand von Fragebögen zu Tod und Abschied
* Folienvorlagen: PowerPoint Vorträge über palliative und hospizliche Versorgungsstrukturen, Trauer sowie Suizid
* Anleitungen zu Selbsterfahrungsübungen, Mindmapping, Diskussionen, Kreativarbeiten, Rollenspiel, Symbolarbeit
* Bereitstellung von Filmmaterial sowie Anregungen zur Filmbesprechung
* Systemische Fragen

2.3 Implementierung

Multiplikatorenseminare zur Durchführung des Projektunterrichts:

* **Modul 1**: Qualifizierung für Lehrerinnen und Lehrer sowie Mitarbeitende aus dem Hospiz- und Palliativbereich zur Durchführung des Projektunterrichts (Dauer 1 Tag)
* **Modul 2**: Umgang mit trauernden Schülerinnen und Schülern, Suizid, Krisenintervention. (Dauer 1 Tag)

2.3.1 Modul 1: Qualifizierung für Lehrerinnen und Lehrer sowie Hospizmitarbeitende zur Durchführung des Projektunterrichts

Im 1. Abschnitt der Schulung werden die Multiplikatorinnen und Multiplikatoren an das Thema herangeführt, lernen sich kennen und setzen sich mit der Thematik auseinander.

Im 2. und im 3. Abschnitt versetzen sich die Multiplikatorinnen und Multiplikatoren gezielt in die Schülerposition und erleben die Einheiten aus Sicht der Schülerinnen und Schüler. Wichtig ist hier insbesondere die Reflexion.

Im 4. und 5. Abschnitt werden die Ergebnisse gesichert, reflektiert und die Unterlagen für die Module verteilt (▶ Tab. 4).

2.3.2 Modul 2: Extramodule

- **Umgang mit betroffenen Schülern**
- **Suizid**
- **Krisenintervention**

Ziel ist es, den Multiplikatorinnen und Multiplikatoren Sicherheit im Umgang mit schwierigen Situationen zu ermöglichen, die aus dem Projekttag resultieren können.

Sie sollen ebenfalls vorbereitet werden auf ihre neue Funktion als »kompetente Fachperson« für dieses Gebiet, als den ihr Umfeld sie ansehen und um Rat fragen wird.

Zukünftig sollte ein weiteres Modul für den Umgang mit Flüchtlingskindern speziell zu diesem Thema erarbeitet und in das Handbuch integriert werden. Jedoch ist zu beachten, dass nicht alle Probleme, die aufbrechen oder Themen, die akut werden könnten, innerhalb des Multiplikatorenseminars geschult werden können. Wichtig ist es jedoch bei Themen wie z. B. Mobbing, Suizidgefährdung, Drogenproblematik, Missbrauch, Trauma oder Gewalt, die durch den Projektunterricht an die Oberfläche gelangen können, auf weiterführende externe Hilfsangebote verweisen zu können bzw. zu wissen, wen man als Experten hinzu ziehen kann.[45]

---

45 Aussagen des Expertensymposiums 2013

Tab. 4: Durchführung des Projektunterrichts

Phasen, Inhalte und Ablauf	Arbeitsformen/ Medien	Intendierter Lernprozess
Warming-up Begrüßung und Aufnahme von Kontakt.	Plenum Kreative	• Kontaktaufnahme, Ankommen der Beteiligten, Einfinden in die komplexe Thematik
Gegenseitiges Kennenlernen	Vorstellungsrunde	• Kennenlernen und Vernetzen von Lehrkräften und Mitarbeitenden aus dem Hospiz- und Palliativbereich sowie aus psychosozialen Teams
Herstellung von Transparenz über den heutigen Ablauf.	Flipchart	
Selbstreflektion aller Beteiligten und paarweiser Austausch	Fragebogen Biografiearbeit Einzelarbeit	• Selbstreflexion zur persönlichen Einstellung und Haltung zum Thema • Umgang mit eigenen Grenzen • Erkennen des eigenen Umgangs mit dem Thema Tod und Trauer
Fragerunde der Lehrpersonen an Mitarbeitende des Hospiz- und Palliativbereichs sowie Mitarbeitende aus psychosozialen Teams		• Lernchancen ergreifen durch den Erfahrungsschatz der Multiplikatorinnen und Multiplikatoren
	Partnerarbeit	• Austausch und Einlassen auf das Thema, Vernetzen der künftigen Paare
	Austausch aller Beteiligten im Plenum	• Ergebnissicherung, Austausch und erweitern der eigenen Sichtweise.

1. Abschnitt

2 Curriculum

Tab. 4: Durchführung des Projektunterrichts – Fortsetzung

	Phasen, Inhalte und Ablauf	Arbeitsformen/ Medien	Intendierter Lernprozess
15 Minuten	Pause		
2. Abschnitt	Einführung in das Schülermodul »Sterben und Tod«	Frontal PowerPoint	Multiplikatorinnen und Multiplikatoren erläutern die Entstehung des Projekts, Projektevaluation, Schülerinterviews, Ergebnisse von Expertendiskussionen
	Organisatorisches: ♦ Rechtliche Rahmenbedingungen erläutern ♦ Erwartungen Befürchtungen klären		Multiplikatorinnen und Multiplikatoren weisen Schülerinnen und Schüler auf Schweigepflicht und Freiwilligkeit hin.
	Lehrerinnen und Lehrer sowie Hospizmitarbeiterinnen und -mitarbeiter nehmen die Schülerposition ein und erarbeiten das Modul.	Selbsterfahrungsübung	♦ Erfahren der Schülerposition ♦ Entwickeln von Verständnis für die Schülerinnen und Schüler
		Vortrag (PowerPoint)	♦ Fachliche Qualifikation
		Dokumentarfilm Rollenspiel Genauer Inhalt siehe Schülercurriculum	♦ Schwierigkeiten und Grenzen erfahren

121

C Multiplikatorenschulung

Tab. 4: Durchführung des Projektunterrichts – Fortsetzung

	Phasen, Inhalte und Ablauf	Arbeitsformen/ Medien	Intendierter Lernprozess
	Reflexion	Plenum	• Sicherheit im Umgang mit der Lerneinheit bekommen • gegenseitiger Austausch
15 Minuten	Pause		
3. Abschnitt	Einführung in das Schülermodul »Trauer«	Frontal PowerPoint Eigene Erfahrungen	Selbstreflexion zur persönlichen Einstellung und Haltung zum Thema
		PowerPoint	Fachliche Qualifikation
	Lehrerinnen und Lehrer sowie Hospizmitarbeiterinnen und -mitarbeiter nehmen die Schülerposition ein und erarbeiten das Modul	Selbsterfahrungsübung	• Erfahren der Schülerposition • Entwickeln von Verständnis für die Schülerinnen und Schüler • Schwierigkeiten und Grenzen erfahren
	Multiplikatorinnen und Multiplikatoren lernen Bestattungsrituale in anderen Kulturen kennen	Dokumentarfilme Kreativarbeit Genauer Inhalt siehe Schülercurriculum	Erweiterung der Perspektiven bezüglich Jenseitsvorstellungen
	Reflexion	Plenum	• Sicherheit im Umgang mit der Lerneinheit bekommen • gegenseitiger Austausch

Tab. 4: Durchführung des Projektunterrichts – Fortsetzung

	Phasen, Inhalte und Ablauf	Arbeitsformen/ Medien	Intendierter Lernprozess
15 Minuten	Pause		
4. Abschnitt	Ergebnissicherung • Was nehme ich mit? • Was kommt auf mich zu? • Was brauche ich noch? • Wen brauche ich noch? • Was möchte ich noch fragen? • Was möchte ich den anderen noch mitteilen • Wie gehe ich jetzt nach Hause?	Kartenabfrage: Clustern	• die Lehrpersonen werden sich darüber bewusst, dass die Interaktion mit den Schülerinnen und Schülern über die reine Projektzeit hinausgeht und ein Austausch oftmals in schulungsfreien Zeiten und im persönlichen Gespräch stattfindet. • Reflexion des eigenen Erlebens des Moduls • Klären offener Fragen • Networking
5. Abschnitt	Aushändigung der Unterlagen: • Handbuch, Module, Schülerunterlagen • Feedbackbögen	Terminvereinbarung für ein Nachtreffen	• Qualitätssicherung

C Multiplikatorenschulung

Die Multiplikatorinnen und Multiplikatoren müssen pädagogisch und methodisch gut vorbereitet werden und kompetente Ansprechpartner haben, um unterschiedliche emotionale Reaktionen der Schülerinnen und Schüler auffangen zu können. Sie sollten dabei ihre eigenen Grenzen wahrnehmen. Kriseninterventionsschulungen und Umgang mit Suizidgefährdung oder trauernden Jugendlichen bedeuten eine wesentliche Entlastung für die Multiplikatorinnen und Multiplikatoren und sind gleichzeitig ein wichtiger Baustein im Netzwerk.

D

Anhang

Anhang

1

Teilnehmerinnen und Teilnehmer der Expertensymposien

Am 23.10.2012 fand im Bundesamt für Familie und zivilgesellschaftliche Aufgaben in Köln das erste Expertensymposium zur Diskussion der bisherigen Erfahrungen aus dem Projektunterricht in allen Schulformen statt.
Ein zweites Expertensymposium wurde am 5.12.2013 im Bundesministerium für Familie, Senioren, Frauen und Jugend in Berlin zur Diskussion einer bundesweiten Umsetzung des Schulprojekts durchgeführt.
Am 8.12.2015 fand im Bundesministerium für Familie, Senioren, Frauen und Jugend in Berlin das dritte Expertensymposium zur

Diskussion einer bundesweiten Umsetzung und Qualitätssicherung des Schulprojektes statt
Wir bedanken uns herzlich für die Unterstützung folgender Expertinnen und Experten aus Bund, Ländern und Gemeinden: **Balicki-Dahlmanns, Bärbel:** Studienrätin und Fachmoderatorin der Bezirksregierung Köln für Praktische Philosophie, Gymnasium der Gemeinde Kreuzau, Düren; **Baumgardt, Bettina:** Leiterin des Referats Grundsatzfragen der Gesundheitspolitik, Gesundheitsziele, Gesundheitsberichterstattung, neue medizinische Versorgungsstrukturen, Ministerium für Umwelt, Gesundheit und Verbraucherschutz des Landes Brandenburg; **Blümke, Dirk:** Leiter des Referats Hospizarbeit, Palliativmedizin und Trauerbegleitung, Malteser Hilfsdienst e. V., Köln; **Bolze, Uta:** Leiterin des Stiftungsbüros; Deutsche Hospiz- und PalliativStiftung, Deutsche Hospiz- und PalliativAkademie, Berlin; **Bonk, Prof. Dr. Ulrich**, stellvertretender Vorsitzender des Deutschen Hospiz- und PalliativVerbandes; **Braumann, Adelheid:** Referentin, Referat 303 Gesundheit im Alter, Hilfen bei Demenz, Conterganstiftung für behinderte Menschen, Inklusion von Menschen mit Behinderung, Bundesministerium für Familie, Senioren, Frauen und Jugend; **Breitenstein, Andreas:** Leitung der CJD Realschule, Königswinter; **Dobroschke-Bornemann, Annette:** Pädagogische Gesamtleitung TABEA e. V., Berlin; **Drolshagen, Christoph**: Vorstand der Geschäftsstelle des Hospiz- und PalliativVerbandes NRW e. V., Ahlen; **Fay, Kirsten:** Mitarbeiterin im Schulprojekt, Zentrum für Palliativmedizin, Uniklinik; **Gatzweiler, Peter**: Leitender Regierungsschuldirektor, Dezernat Lehrerfort- und -weiterbildung, Bezirksregierung Köln; **Gierse, Martin**: Geschäftsführung des Deutschen Kinderhospizvereins e. V., Olpe; **Graf, Gerda**: Geschäftsführerin der **Wohnanlage Sophienhof gGmbH**, Niederzier; **Haase-Leh, Pia**: Lehrerin CJD Gymnasium, Königswinter; **Hagedorn, Bettina**: Koordination Ehrenamt und Expertin für das Projekt »Hospiz macht Schule«, Düren; **Prof. Dr. Winfried Hardinghaus** Vorstandsvorsitzender des Deutschen Hospiz- und PalliativVerbandes, Berlin ; **Hartkopf, Margret**: Vorstand des Deutschen Kinderhospizvereins e.V., Olpe ; **Carmencita Hartwig**, Vorsitzende der

Stiftung in VITAtio, stellvertretende Vorsitzende des Bayerischen Hospiz- und Palliativverbandes; **von Hayek, Dr. Julia**: Referentin für Presse und Öffentlichkeitsarbeit des Deutschen Hospiz- und PalliativVerbandes e.v., Berlin; **Heide, Dr. Johannes** †: Schulleiter Gymnasium OStD, CJD Gymnasium, Königswinter; **Heimbach, Christoph**: Koordinator für Fort- und Weiterbildung, CJD Gymnasium Königswinter; **Hofer, Renate**: Koordinatorin Palliativ- und Hospiznetzwerk Köln e.v., Köln; **Horstmann, Stefan**: Lehrer/Referendar Gesamtschule Rodenkirchen, Köln; **Iskenius-Emmler, Dr. Hilla** Schwerpunkte in Lehre und Forschung: »Auseinandersetzung mit progredienten/chronischen Erkrankungen im schulischen Kontext«, Ansprechpartnerin für Frage- und Problemstellungen im Bereich der Feststellung des sonderpädagogischen Förderbedarfs und der Erarbeitung von Förderkonzepten für Studierende des Diplom-Studiengangs, Humanwissenschaftliche Fakultät, Universität zu Köln; **Klein, Pfarrer Dr. Wolfgang** †: Leiter kath. Seelsorge, Uniklinik Köln; **Leikefeld, Ulrich**: Ministerium für Schule und Weiterbildung des Landes Nordrhein-Westfalen, Düsseldorf; **Leyens, Judith**: Schüler/innen des CJD Gymnasiums Hochbegabtenförderung, Königswinter; **Marose, Dr. Monika**: Institut für berufsorientierte Religionspädagogik, Bonn; **Menzel, Gesa**: Realschullehrerin/Referendarin CJD Realschule, Königswinter; **Meurer, Sigrid**: Psychologische Psychotherapeutin, Beratungsstelle neuhland – Hilfe in Krisen gGmbH, Berlin; **Urs Münch**, Dipl.- Psych., Psychologischer Psychotherapeut, DRK Kliniken, Sektion Psychologie DGP, Berlin; **Nolden, Nicole**: Projektleitung des Schulprojekts, Zentrum für Palliativmedizin, Uniklinik Köln; **Roosen, Wilhelm**: Oberamtsrat im Ministerium für Gesundheit, Emanzipation, Pflege und Alter des Landes NRW, Düsseldorf; **Rösch, Dr. Erich**: Geschäftsführender Vorstand, Deutscher Hospiz- und PalliativVerband e. V., Berlin; **David Roth**, Bestatter und Trauerbegleiter, Bestattungshaus Pütz-Roth, Bergisch Gladbach; **Rüffer, PD Dr. med. Jens Ulrich**: Geschäftsführer der Filmproduktionsfirma TAKE PART media & science GmhH; **Sarver, Claudia**: Lehrerin Gymnasium CJD (Organisation Hochbegabtenförderung), Königswinter; **Saupp, Wolfgang**: Vorstand Schulleitungsvereinigung NRW, Schulleiter OStD des Berufskollegs Oberberg Dieringhausen; **Schiffer, Jürgen**: Ministerialrat Ministerium für Gesundheit, Emanzipation, Pflege und Alter des Landes NRW, Düsseldorf; **Schmitz, Helma**: Lehrerin Hauptschule, Köln; **Schmitz, Rita**: Koordinatorin, Ökumenischer Hospizdienst - Königswinter e. V.; **Simons, Dr. Michael**: Ltd. Psychologe, Kinder- und Jugendlichenpsychotherapeut, Klinik für Psychiatrie, Psychosomatik, Psychotherapie des Kindes- und Jugendalters, Universitätsklinikum Aachen; **Tekotte, Veronika**: Lehrerin Berufskolleg, Oberberg; **Trägner, Andreas**: Schulpsychologe, Ministerium für Schule und Weiterbildung des Landes Nordrhein-Westfalen, Düsseldorf; **Voltz, Prof. Dr. Raymond**: Direktor des Zentrums für Palliativmedizin, Uniklinik Köln; **Waldschmidt, Frank C.**: Sozialwissenschaftler, Theologe, Traumatherapeut, Supervisor, Specialist RSC (Response-to-schoolcrisis, USA) Leiter sinus - Schulische Krisenintervention; **Weber, Kornelia**: Bildungsreferentin Bereich Schule, Kinderhospizakademie im Deutschen Kinderhospizverein, Bereich Forschung und Entwicklung + Krisenintervention; **Weihrauch, Dr. Birgit**: ehem. Vorstandsvorsitzende des Deutschen Hospiz- und PalliativVerbands e.V., Staatsrätin a. D.; **Weritz-Hanf, Petra**: Leiterin des Referats für Gesundheit im Alter, Hilfen bei Demenz, Ältere Menschen mit Behinderung, Bundesministerium für Familie, Senioren, Frauen und Jugend, Berlin

Teilnehmerinnen und Teilnehmer der Qualitätssicherungsseminare
Am 7.12.2015 und 3.3.2017 wurden zwei Qualitätssicherungsseminare im Bundesministerium für Familie, Senioren, Frauen und Jugend in Berlin mit Teilnehmerinnen und Teilnehmern der Multiplikatorenschulungen durchgeführt. Ziel war es, die persönlichen Erfahrungen der bereits geschulten Multiplikatorinnen und Multiplikatoren innerhalb der Multiplikatorenseminare und während der Durchführung des Projektunterrichts in den Schulen vorzustellen, zu diskutieren und die Erkenntnisse für eine ständige Projektweiterentwicklung und Qualitätssicherung auszuwerten und zu nutzen.

1 Teilnehmerinnen und Teilnehmer der Expertensymposien

Wir bedanken uns herzlich bei folgenden Multiplikatorinnen und Multiplikatoren für das Engagement und die Bereitschaft, an ihrem persönlichen Erfahrungsschatz während der Teilnahme am Multiplikatorenseminar und bei der Umsetzung des Projektunterrichts in den Schulen teilhaben zu lassen:

Balicki-Dahlmanns, Bärbel: Studienrätin und Fachmoderatorin der Bezirksregierung Köln für Praktische Philosophie, Gymnasium der Gemeinde Kreuzau, Düren; **Brunner, Sabine:** Dozentin Kinderschutzbund und Lehrerin Berufsbildende Schule, Chemnitz; **Dembeck, Doris**: Sonderpädagogin, Richard-Wossidlo-Gymnasium, Ribnitz-Damgarten; **Fay, Kirsten:** Leiterin des Schulprojektes, Zentrum für Palliativmedizin, Uniklinik Köln; **Filter, Valentina:** Beratungslehrerin, Gesundheitsförderung / Prävention, Schulamt Greifswald, Behrenhoff; **Göldner, Miriam:** Koordinatorin Hospizdienst MOL Diakonie, Strausberg, **Hasse, Magdalena**:, Krankenpflegekraft Palliativ Care, Trauerbegleiterin und Koordinatorin, Hospizdienst Diakoniewerk Westsachsen; **Heinrich, Margit:** Ehrenamtliche Hospizmitarbeiterin, Ambulanter Hospizdienst, Zittau; **Kersten-Stroh, Angela**: examinierte Krankenpflegefachkraft, Hospizbewegung, Düren-Jülich; **Klupsch, Carola**: ehrenamtliche Mitarbeiterin des evangelischen Hospizes Frankfurt am Main; **Konnegen, Ute**: Mitarbeiterin des Ambulanten Hospiz- und Palliativberatungsdienstes, Landkreis Leipzig; **Lode, Marianne**: Mitarbeiterin des ambulanten Hospiz- und Palliativberatungsdienstes in Strausberg Landkreis Märkisch-Oderland im Land Brandenburg; **Middelstaedt, Hawila**: Lehrerin und Leiterin eines Privaten Beruflichen Schulzentrums, Koordinatorin Ambulanter Hospizdienst, Diakoniewerk, Westsachsen; **Müller, Gabriele:** Lehrerin an der Berufsbildenden Schule Euro Akademie in Chemnitz, Rochlitz; **Nolden, Nicole**: Leiterin des Schulprojektes, Zentrum für Palliativmedizin, Uniklinik Köln; **Pauls-Reize, Marielle:** Projektleitung Young Supporters, Meerbusch; **Rausch, Christiane:** Projektleitung Young Supporters, Meerbusch; **Rentzsch, Romy**: Berufsschullehrerin und ehrenamtliche Mitarbeiterin im ambulanten Christlichen Hospizdienst, Dresden; **Ritter,**

Thomas: Lehrer Realschule und Gymnasium, CJD Christophorusschule, Königswinter; **Satzke, Martina**: Mitarbeiterin des Ambulanten Hospiz- und Palliativberatungsdienstes im Leipziger Landkreis; **Schaap, Cornelia**: Ministerium für Umwelt, Gesundheit und Verbraucherschutz des Landes Brandenburg; **Streu-Kappas, Angelika**: Mitarbeiterin im Hospizdienst, Sterbe- und Trauerbegleiterin im Verein trauernder Kinder, Achterwehr Kiel; **Voltz, Prof. Dr. Raymond**: Direktor des Zentrums für Palliativmedizin, Uniklinik Köln; **Vreden, Lukas**: Lehrer Gymnasium, CJD Christophorusschule Königswinter; **Weigt, Kerstin**: ehrenamtliche Mitarbeiterin des ambulanten Hospiz- und Palliativberatungsdienstes in Strausberg, Landkreis Märkisch- Oderland im Land Brandenburg; **Weihrauch, Dr. Birgit**: ehem. Vorstandsvorsitzende des Deutschen Hospiz- und PalliativVerbands e.V., Staatsrätin a. D., **Wendt, Katja**: Koordinatorin des Ambulanten, ehrenamtlichen Hospizdienstes, Neuruppin; **Wiegand, Christine**: Gesundheits- und Krankenpflegerin Palliativ Care, Mitarbeiterin des stationären Hospizdienstes, Neuruppin

2

Literatur

2.1 Literaturverzeichnis

Brockmann E: Trauer nach Suizid – (k)eine Trauer wie jede andere. AGUS e. V., 2010
Evangelisches Kinder- und Jugendbildungswerk in Sachsen-Anhalt e.v. (EKJB) (2014) »Kindeswohl« ein Thema für die juleica Ausbildung, Arbeitshilfe zur Ergänzung der Materialsammlung »Module zur juleica«.
Franz M (2004) Tabuthema Trauerarbeit. 2. Auflage. München: Don Bosco Verlag.
Frisch M (1964) Mein Name sei Gantenbein. Berlin: Suhrkamp Verlag.
Gesell A, Ilg FL (1968) Jugend, die Jahre bis Sechzehn. Bad Nauheim: Christian-Verlag.

Golan N (1983), Seite 62, »Krisenintervention. Strategien psychosozialer Hilfen.« in Hörmann, G., Nestmann, F. (Hrsg.): Handbuch der psychosozialen Intervention, Opladen: Westdeutscher Verlag, 1988

Graf G (2010) Hospiz macht Schule. Curriculum zur Vorbereitung Ehrenamtlicher im Umgang mit Tod und Trauer für Grundschulen. Wuppertal: der hospiz verlag.

Jenessen S (2007) Manchmal muss man an den Tod denken...Wege der Enttabuisierung von Sterben, Tod und Trauer in der Grundschule. Baltmannsweiler: Schneider Verlag Hohengehren.

Lammer K (2004) »Trauer verstehen. Formen – Erklärungen – Hilfen.« Neukirchen-Vluyn: Neukirchener Verlagshaus.

Ministerium für Kultus, Jugend und Sport, Baden-Württemberg (2004) Vom Umgang mit Trauer in der Schule. Handreichung für Lehrkräfte und Erzieher/innen. Weilheim: Bräuer.

Münchmeier R (2000) Jugend im Blick der Jugendforschung. Übersicht über Ansatz und Hauptereignisse der 13. Schell Jugendstudie. Zeitschrift für Erziehungswissenschaften (ZFE) 3:251.

Nolden N, Fay K, Romotzky V, Schmitz R, Weihrauch B, Voltz R (2012) »Umgang mit Sterben, Tod und Trauer-Ein Konzept für Schülerinnen und Schüler der Jahrgangsstufen 9 bis 13.«, Poster auf dem Kongress der Deutschen Gesellschaft für Palliativmedizin.

Nolden N, Fay K, Romotzky V, Schmitz R, Weihrauch B, Voltz R (2012) Umgang mit Sterben, Tod und Trauer. Ein Konzept für Schülerinnen und Schüler der Jahrgangsstufen 9 bis 13. Die Hospiz-Zeitschrift, 52.

Nolden N (2013) Umgang mit Sterben, Tod und Trauer – ein Konzept für Schülerinnen und Schüler der Jahrgangsstufen 9 bis 13. Hospiz-Dialog NRW 55:13–16.

Nolden N, Fay K, Voltz R (2014) Umgang mit Sterben, Tod und Trauer – Ein Projekt für Schülerinnen und Schüler der Jahrgangsstufen 9 bis 13. In: Röseberg F, Müller M (Hrsg.) Handbuch Kindertrauer. Vandenhoeck & Ruprecht: Göttingen.

Ostaseski F, Zen Hospice Program, San Francisco

Paul C: Schuld – im Trauerprozess nach Suizid. AGUS e. V.

Petermann F (2002) Grundbegriffe und Trends der Klinischen Kinderpsychologie und Kinderpsychotherapie. In: Petermann F (Hrsg.) Lehrbuch der Klinischen Kinderpsychologie und -psychotherapie. Göttingen: Hogrefe. S. 9-26.

Röseberg F, Müller M (2014) Handbuch Kindertrauer: Die Begleitung von Kindern, Jugendlichen und ihren Familien. Göttingen: Vandenhoeck & Ruprecht.

Schölper E (2004) Sterbende begleiten lernen: das Celler Modell zur Vorbereitung Ehrenamtlicher in der Sterbebegleitung. 4. Auflage. Gütersloher Verlagshaus.
Stickney D (1982) Water Bugs and Dragonflies, Explainig Death to young Children. Text aus dem Englischen übersetzt aus The Pilgrim Press.
Tausch D, Bickel L (Hg.) (1999) »Spiritualität der Sterbebegleitung«. Freiburg im Breisgau: Verlag Herder.
Timmermanns P, Frankenstein-Anft A, Schnabel J (1998) »Tod und Trauer im Umgang mit Kindern. Eine Planungshilfe zur Befähigung von pädagogisch Tätigen in Tageseinrichtungen für Kinder.« Köln: Im Auftrag des Ministeriums für Arbeit, Gesundheit und Soziales des Landes Nordrhein-Westfalen.
Trampert H (2006) Kinder und Jugendliche und die Frage nach dem Tod und Sterben aus entwicklungspsychologischer Sicht. In Evangelisch- Lutherische Kirche in Bayern & Katholisches Schulkommissariat in Bayern.
Unverzagt G (2007) Schulversagen. Schlechte Schüler, hilflose Lehrer – was in unseren Klassenzimmern falsch läuft. München: Droemer Knaur Verlag.
Vogelsberg K (2016) Wissen hilft gegen Angst. Leben&Tod. 1:41-44.
Worden WJ (2011) Beratung und Therapie in Trauerfällen. 4. Auflage. Kempten: Verlag Hans Huber.

Weitere Quellen:

Deutscher Hospiz- und PalliativVerband e. V. (2012) Ergebnisse einer repräsentativen Bevölkerungsbefragung zum Thema »Sterben in Deutschland – Wissen und Einstellungen zum Sterben«. (http://www.dhpv.de/service_¬ forschung_detail/items/2012-08-20_Wissen-und-Einstellungen-zum-Ster¬ ben.html), Zugriff: 13.2.2017
Internetrecherche: http://schulpastoral.drs.de, unter dem Reiter »Praxisfelder« »Krisenseelsorge in der Schule« auswählen, Zugriff: 13.2.2017
Ministerium für Kultus, Jugend und Sport Baden-Württemberg (2004) Vom Umgang mit Trauer in der Schule. http://www.schule-bw.de/, Zugriff: 13.2.2017
Schwarz E (2008) Religionspädagogisches Institut Loccum (www.rpi-loccum.de), Zugriff: 10.12. 2011

2.2 Literaturempfehlungen

Publikationen zur Hospiz- und Palliativversorgung:

Bausewein C, Roller S, Voltz R (2015) Leitfaden Palliative Care. Palliativmedizin und Hospizbetreuung.5. Auflage. München: Urban & Fischer Verlag.

Publikationen zu Trauer:

Kast V (2013) Trauern: Phasen und Chancen des psychischen Prozesses. Freiburg: Kreuz Verlag.
Röseberg F und Müller M (2014) Handbuch Kindertrauer: Die Begleitung von Kindern, Jugendlichen und ihren Familien. Göttingen: Vandenhoeck & Ruprecht.
Wegleitner K, Blümke D, Heller A, Hofmacher P (Hrsg.) (2014) Tod – Kein Thema für Kinder? Ludwigsburg: der hospiz verlag.
Worden WJ (2010) Beratung und Therapie in Trauerfällen. 4. überarbeitete und erweiterte Auflage. Kempten: HUBER Verlag.

Publikationen zu Suizid:

AGUS e. V.: Themenbroschüren
Paul, C (2012) Warum hast Du uns das angetan? 4. Auflage. München: Goldmann Verlag.

Weitere Quellen im Internet

Deutsche Gesellschaft für Palliativmedizin e. V.	www.dgpalliativmedizin.de
S3-Leitlinie Palliativmedizin für Patienten mit einer nicht heilbaren Krebserkrankung:	www.dgpalliativmedizin.de
Deutscher Hospiz- u. PalliativVerband e. V.	www.dhpv.de

2 Literatur

Charta zur Betreuung schwerstkranker und sterbender Menschen in Deutschland	http://www.charta-zur-betreuung-sterbender.de/
Bundesverband Trauerbegleitung e. V.	www.bv-trauerbegleitung.de
neuhland Hilfe in Krisen gGmbH **Krisenhilfe für Kinder, Jugendliche und junge Erwachsene mit Schwerpunkt Suizidprävention**	www.neuhland.net
AGUS e. V. – für Suizidtrauernde bundesweit	www.agus-selbsthilfe.de
Ministerium für Arbeit, Gesundheit und Soziales des Landes Nordrhein-Westfalen	www.mags.nrw.de
Pressemitteilung vom 27.06.2016: Ministerin Barbara Steffens: Lernen mit Tod und Trauer umzugehen. NRW setzt sich bei Länderkonferenz für Schulprojekte in Kooperation mit Hospizvereinen ein	www.mgepa.nrw.de

Empfehlenswerte Filme:

- Dokumentarfilm zum Thema Tod: »Zeig mir Deine Welt«, 2. Ausgabe der Sendereihe mit Kai Pflaume, ARD (Dauer 50 min.)
- Dokumentarfilm zum Thema Trauer: »Trauer.Wege.Finden.« (Dauer 60 min.) online erhältlich unter https://vimeo.com/ondemand/trauer (Herausgeber: Takepart media and science GmbH)
- Informationsfilm des Deutschen Hospiz- und PalliativVerband ev. V.: »Das kann Hospizarbeit!« (Dauer 2,10 min), zu finden auf der Homepage www.dhpv.de
- Informationsfilm zu Suizid: »Totgeschwiegen, Suizid bei Jugendlichen«

3

Adressen für Hilfsangebote

3.1 Hilfsangebote bei Sterben und Tod

Bundesweite Angebote für Hospiz- und Palliativversorgung:
Deutsche Gesellschaft für Palliativmedizin e. V., Wegweiser Hospiz- und Palliativversorgung in Deutschland: http://www.wegweiser-hospiz-und-palliativmedizin.de/
Deutscher Hospiz-und PalliativVerband e.V.: www.dhpv.de
Deutscher Kinderhospizverein e. V.: www.deutscher-kinderhospizverein.de

3.2 Hilfsangebote bei Trauer

Bundesweite Angebote für Trauerbegleitung:
Bundesverband Trauerbegleitung e.V., bv-trauerbegleitung.de/, Email: info@bv-trauerbegleitung.de, professionelle Trauerbegleitung nach Bundesländern geordnet
Nummer gegen Kummer 116111, anonym und kostenlos, montags-samstags von 14-20 Uhr, www.nummergegenkummer.de
Trauerchatrooms für Jugendliche und junge Erwachsene
http://thema.erzbistum-koeln.de/doch-etwas-bleibt/kontakt/ Chatroom für trauernde Jugendliche, Tel.: 02271-45303
www.allesistanders.de/kontakt/kontakt.html, Hospizgruppe Freiburg, Tel.: 0761-8814988
www.klartext-trauer.de, Sorgentelefon: 0800-5892125, Chatroom und Sorgentelefon für Jugendliche und junge Erwachsene zum Thema Sterben, Tod und Trauer vom Balthasar Kinder- und Jugendhospiz, Maria-Theresia-Str. 30a, 57462 Olpe

3.3 Hilfsangebote bei Suizid

www.agus-selbsthilfe.de Selbsthilfegruppen für Suizidtrauernde bundesweit, Tel.: 0921-1500380
www.ak-leben.de Hilfe in Lebenskrisen und bei Selbsttötungsgefahr, Tel.: 0711-600620
www.neuhland.de, Beratungsstelle neuhland – Hilfe in Krisen gGmbH, Berlin, Tel.: 030-8730111
www.das-beratungsnetz.de, zentrale Beratungsplattform für psychosoziale, kostenlose Onlineberatung durch gemeinnützige und paritätische Einrichtungen, Tel.: 030-44013618
www.suizidprophylaxe.de Homepage der Deutsche Gesellschaft für Suizidprävention (DGS). Tel.: 0351-4583671

4

Materialien für den Projektunterricht

Zugang zu der kompletten Materialsammlung erhalten Sie auf dem Multiplikatorenseminar, die Faltblätter können auf der Homepage des Zentrums für Palliativmedizin, Uniklinik Köln heruntergeladen werden (https://palliativzentrum.uk-koeln.de/zentrum/gesellschaft-¬ oeffentlichkeit/schulprojekt/):

Im Folgenden stellen wir Ihnen die wichtigsten Unterrichtsmaterialien bereit, diese stehen Ihnen auch online zur Verfügung (Link: http://downloads.kohlhammer.de/?isbn=978-3-17-032317-9; Password: 6wDWVse).

1. Faltblatt für den Projektunterricht in den Schulen
2. Faltblatt für die Multiplikatorenseminare
3. Einverständniserklärung der Schulleitung

4. Einverständniserklärung Bildrechte
5. Vorabfragebögen für Schülerinnen und Schüler
6. Teilnahmebescheinigung für Schülerinnen und Schüler
7. Feedbackfragebogen für Schülerinnen und Schüler
8. Feedbackfragebogen für Multiplikatoren
9. Übung »Zwei Räume«
10. Rollenbeschreibungen für Rollenspiel
11. Arbeitsblatt Körpergrenzen
12. Text: »Von den Totentüchern«
13. Geschichte: »Wenn Ihnen die Dinge wieder einmal über den Kopf wachsen«
14. Geschichte: »Wasserlarven und Libellen«
15. Kontaktadressen für Hilfsmöglichkeiten bei Sterben, Tod und Trauer
16. Suizid: Fragen zur Selbstreflexion
17. Suizid: Mythen und Fakten
18. Suizid: Übung für Gespräch mit suizidalem Jugendlichen
19. Kontaktadressen für Hilfsangebote bei Suizid
20. Sonstige Materialien

D Anhang

Einverständniserklärung Schulleitung

Hiermit erkläre ich mich damit einverstanden, dass ein Projekttag zum Thema „Endlich. Umgang mit Sterben, Tod und Trauer" an unserer Schule von

_____ von/vom _____
Name der Referentin/des Referenten   Name der durchführenden Institution

gemeinsam mit _____ durchgeführt wird.
             Name der Lehrerin/des Lehrers

Verantwortliche Lehrerin/verantwortlicher Lehrer nach dem Projektunterricht:

Name: _____ Kontakt: _____

Unsere Schule stellt geeignete Räumlichkeiten zur Verfügung und gewährt, dass eine Lehrperson auch nach Durchführung des Projekttages neben der Referentin/dem Referenten als Ansprechpartner für die Schülerinnen und Schüler zur Verfügung stehen wird. Die Schülerinnen und Schüler werden von der Schule darauf hingewiesen, dass der Projektunterricht als Pflichtveranstaltung zu verstehen ist, von der sie sich jedoch bei persönlicher Belastung befreien lassen und eine Sonderaufgabe bearbeiten können. Die Durchführenden des Projektunterrichts unterliegen der Schweigepflicht. Die Schülerinnen und Schüler werden darauf hingewiesen, dass alles Gesagte in der Klassengemeinschaft vertraulich behandelt werden soll.

Für eine Veröffentlichung dürfen einzelne Zitate verwendet werden, selbstverständlich ohne dass erkennbar ist, von welcher Person sie stammen.

Ich erkläre mich damit einverstanden, dass vor und nach dem Projektunterricht jeweils eine anonymisierte schriftliche Befragung der Schülerinnen und Schüler durchgeführt wird, die als Grundlage zur Verbesserung des Konzepts dient und wissenschaftlich genutzt werden darf.

Für die Verwendung von Bildrechten bedarf es einer schriftlichen Genehmigung durch die Schülerinnen und Schüler oder der Erziehungsberechtigten.

_____   _____
Ort, Datum   Unterschrift der Schuldirektorin/des Schuldirektors

© Nolden, Fay, Weihrauch, Voltz: Palliativ & Schule. Kohlhammer 2017.

4 Materialien für den Projektunterricht

Einverständniserklärung Bildrechte/Filmaufnahmen

Name (Erziehungsberechtigte Person): _____

Geboren am: _____

Wohnhaft: _____

Ich willige ein, dass Fotos/Filmaufnahmen von _____, welche im Rahmen des Projekttages gemacht werden, in folgenden Medien zum Zwecke der Öffentlichkeits- und Informationsarbeit verwendet werden dürfen:

	Ja	Nein
- Druck-Medien, Flyer, Presseberichte	—	—
- Vorträge	—	—
- Film und Fernsehen	—	—
- Internet (1)	—	—

Die Rechtseinräumung erfolgt ohne Vergütung.
Die Einwilligung kann jederzeit schriftlich widerrufen werden.

_____

(1) Wir weisen darauf hin, dass auf im Internet veröffentlichte Informationen und Bilder weltweit zugegriffen werden kann. Sie können von jedermann herunter geladen und gespeichert werden. Einmal im Internet veröffentlichte Informationen lassen sich kaum mehr daraus entfernen.

Der _____ sichert mir zu, dass die
     Name der durchführenden Institution

Aufnahmen ausschließlich für die oben angegebenen Zwecke verwendet werden. Die Anonymität bleibt dabei gewahrt, indem Namen und persönliche Daten gelöscht werden.

_____ _____
Ort, Datum   Unterschrift der erziehungsberechtigten Person

© Nolden, Fay, Weihrauch, Voltz: Palliativ & Schule. Kohlhammer 2017.

Fragebogen für Schülerinnen und Schüler

	sehr großes Interesse			gar kein Interesse	
	1	2	3	4	5
1.) Wie groß ist Ihr Interesse an einem Projekttag zum Thema „Umgang mit Sterben, Tod und Trauer"?	☐	☐	☐	☐	☐
2.) Wie groß ist Ihr Interesse an folgenden Themen?					
- Umgang mit eigener Trauer	☐	☐	☐	☐	☐
- Umgang mit trauernden Menschen	☐	☐	☐	☐	☐
- Umgang mit lebensbedrohlich erkrankten Menschen	☐	☐	☐	☐	☐
- Umgang mit emotionaler/körperlicher Nähe und Distanz	☐	☐	☐	☐	☐
- Mögliche positive Auswirkungen vom Umgang mit Sterben, Tod und Trauer auf die eigene Lebensqualität	☐	☐	☐	☐	☐
- Eigene/fremde Schuldzuweisungen in Krisensituationen	☐	☐	☐	☐	☐
- Kraftquellen	☐	☐	☐	☐	☐
- Sonstige Themen					

3.) Haben Sie bereits persönlich Erfahrung mit Sterben, Tod und Trauer gemacht?   Ja ☐   Nein ☐

Wenn ja, bitte nennen Sie das Ereignis (z. B. Tod/Krankheit der Eltern, Großeltern, Geschwister, Freund/Freundin, Haustiere, Trauer wegen Umzug) _____

Wann war das? _____

4.) Kennen Sie jemanden, der suizidgefährdet ist oder schon einmal einen Suizidversuch durchgeführt hat?   Ja ☐   Nein ☐

5.) Haben Sie sich schon einmal mit den Themen „Sterben, Tod und Trauer" theoretisch beschäftigt?   Ja ☐   Nein ☐

Wenn ja, wo?   In der Schule ☐   Privat ☐

	Sehr gut				sehr schlecht
	1	2	3	4	5
6.) Wie gut fühlen Sie sich über Palliativversorgung informiert?	☐	☐	☐	☐	☐
Wie gut fühlen Sie sich über Hospizarbeit informiert?	☐	☐	☐	☐	☐

7.) Haben Sie Befürchtungen bei der Behandlung dieses Themas?   Ja ☐   Nein ☐
Wenn ja, welche?

8.) Welche Erwartungen haben Sie an den Projekttag?

© Nolden, Fay, Weihrauch, Voltz: Palliativ & Schule. Kohlhammer 2017.

Teilnahmebescheinigung

_____hat erfolgreich an dem Projektunterricht

am _____ zum Thema:

„Endlich. Umgang mit Sterben, Tod und Trauer. Ein Projekt für Schülerinnen und Schüler der Jahrgangsstufen 9 bis 13."

teilgenommen.

Folgende Themen wurden in dieser Zeit behandelt:
(nicht Zutreffendes bitte durchstreichen)

- Sterben und Tod
- Trauer
- Suizid

Wir bedanken uns bei _____ für den Mut und die Offenheit, sich mit diesen schwierigen Themen auseinanderzusetzen und wünschen für die persönliche, schulische und berufliche Zukunft alles Gute.

_____
Projektdurchführende/Projektdurchführender

Projektentwicklung: Uniklinik Köln, Zentrum für Palliativmedizin

Unterstützt von: Deutscher Hospiz- und PalliativVerband e.V.
und Bundesministerium für Familie, Senioren, Frauen und Jugend.

© Nolden, Fay, Weihrauch, Voltz: Palliativ & Schule. Kohlhammer 2017.

Fragebogen für Schülerinnen und Schüler

Projektunterricht zum Thema: Endlich. Umgang mit Sterben, Tod und Trauer.
Ein Konzept für Schülerinnen und Schüler der Jahrgangsstufen 9 bis 13.

	sehr gut 1	2	3	4	sehr schlecht 5
1.) Wie gut hat Ihnen der Projekttag insgesamt gefallen?	☐	☐	☐	☐	☐
2.) Inhalt des Projekttags					
Wie gut hat Ihnen der Unterricht zu folgenden Themen gefallen?					
- Umgang mit eigener Trauer	☐	☐	☐	☐	☐
- Umgang mit trauernden Menschen	☐	☐	☐	☐	☐
- Umgang mit lebensbedrohlich erkrankten Menschen	☐	☐	☐	☐	☐
- Umgang mit emotionaler/körperlicher Nähe und Distanz	☐	☐	☐	☐	☐
- Mögliche positive Auswirkungen vom Umgang mit Sterben, Tod und Trauer auf die eigene Lebensqualität	☐	☐	☐	☐	☐
- Umgang mit Suizid/Suizidgefährdung	☐	☐	☐	☐	☐
- Kraftquellen	☐	☐	☐	☐	☐
- Professionelle Hilfsangebote für Betroffene	☐	☐	☐	☐	☐

Sind Ihre Erwartungen erfüllt worden?   ja ☐   teilweise ☐   nein ☐

Was hat Ihnen besonders gefallen? _____

Was fanden Sie eher schlecht? _____

Welche Themen wünschen Sie sich darüber hinaus? _____

Welches Thema würden Sie gern vertiefen? _____

© Nolden, Fay, Weihrauch, Voltz: Palliativ & Schule. Kohlhammer 2017.

Welche Änderungswünsche haben Sie? _____

3.) Organisatorischer Rahmen	sehr gut 1	2	3	4	sehr schlecht 5
Wie gut haben Ihnen folgende Aspekte gefallen?					
- Gesamtorganisation	☐	☐	☐	☐	☐
- theoretische Wissensvermittlung	☐	☐	☐	☐	☐
- Diskussionen	☐	☐	☐	☐	☐
- Selbsterfahrungsübungen	☐	☐	☐	☐	☐
- Kreativarbeiten	☐	☐	☐	☐	☐
- Atmosphäre	☐	☐	☐	☐	☐

	zu kurz	genau passend	zu lang
Wie empfanden Sie den zeitlichen Rahmen?	☐	☐	☐

4.) Ihre persönliche Meinung	sehr gut			sehr schlecht
Wie gut fanden Sie die Dozenten?	☐	☐	☐	☐
Wie gut konnten Sie sich unbefangen zu den Themen äußern?	☐	☐	☐	☐
Wie gut hat Ihnen das Thema dabei geholfen, über Ihr eigenes Leben nachzudenken?	☐	☐	☐	☐
Wie gut fänden Sie einen weiteren, vertiefenden Projekttag zu diesem Thema?	☐	☐	☐	☐
Wie finden Sie es, dieses Thema in der Schule zu behandeln?	☐	☐	☐	☐
Wie gut fanden Sie die Anwesenheit einer Lehrkraft während des Unterrichts?	☐	☐	☐	☐

Würden Sie diesen Projekttag weiterempfehlen? .... ja ☐ .... nein ☐

Glauben Sie, dass der Projektunterricht Schülerinnen und Schülern helfen kann, mögliche bestehende Ängste vor dem Sterben zu mindern? .... ja ☐ .... nein ☐

© Nolden, Fay, Weihrauch, Voltz: Palliativ & Schule. Kohlhammer 2017.

D Anhang

Glauben Sie, dass der Projektunterricht Schülern helfen kann, mit betroffenen trauernden oder lebensbedrohlich erkrankten Menschen umzugehen ....ja ☐.........nein ☐

Hat dieses Thema Ihrer Meinung nach geholfen,
die Klassengemeinschaft zu verbessern? ....ja ☐.........nein ☐

Wenn ja, in welcher Weise? _____

5. Persönliche Angaben

Geschlecht   männlich☐   weiblich☐

Alter _____

Jahrgangsstufe _____

Anzahl der Geschwister _____

Mit wem würden Sie sich austauschen, wenn Sie persönlich von dem Thema „Sterben, Tod und Trauer" betroffen sind?

Vater ....ja ☐.........nein ☐

Mutter ....ja ☐.........nein ☐

Geschwister ....ja ☐.........nein ☐

Partnerin/Partner ....ja ☐.........nein ☐

Freunden ....ja ☐.........nein ☐

Lehrerin/Lehrer ....ja ☐.........nein ☐

Sonstige Personen ....ja ☐.........nein ☐

6.) Sonstige eigene Anregungen und Hinweise

**Wir weisen ausdrücklich darauf hin, dass es sich hierbei um eine anonyme Befragung handelt.
Vielen Dank für Ihre Unterstützung und alles Gute für Ihre Zukunft!!!**

© Nolden, Fay, Weihrauch, Voltz: Palliativ & Schule. Kohlhammer 2017.

Fragebogen für Multiplikatorinnen und Multiplikatoren
Projektunterricht zum Thema: Endlich. Umgang mit Sterben, Tod und Trauer.
Ein Konzept für Schülerinnen und Schüler der Jahrgangsstufen 9 bis 13.

	sehr gut 1	2	3	4	sehr schlecht 5
1.) Wie gut hat Ihnen die Umsetzung des Projektunterrichts insgesamt gefallen?	☐	☐	☐	☐	☐
2.) Wie gut fühlten Sie sich durch das Mutliplikatorenseminar vorbereitet?	☐	☐	☐	☐	☐

3.) Vermittlung der Inhalte des Projektunterrichts

Wie gut konnten Sie den Jugendlichen folgende Themen vermitteln?

- Umgang mit Trauer .... ☐ .... ☐ .... ☐ .... ☐ .... ☐
- Umgang mit lebensbedrohlich erkrankten Menschen ...... ☐ .... ☐ .... ☐ .... ☐ .... ☐
- Umgang mit emotionaler/körperlicher Nähe und Distanz ☐ .... ☐ .... ☐ .... ☐ .... ☐
- Reflexion über Lebensqualität .... ☐ .... ☐ .... ☐ .... ☐ .... ☐
- Umgang mit Suizid/Suizidgefährdung .... ☐ .... ☐ .... ☐ .... ☐ .... ☐
- Kenntnisse über Hilfsangebote für Betroffene .... ☐ .... ☐ .... ☐ .... ☐ .... ☐

Sind Ihre Erwartungen erfüllt worden?   ja ☐   teilweise ☐   nein ☐

Was hat Ihnen besonders gefallen? _____

Was fanden Sie eher schwierig? _____

Welche Themen würden Sie gern darüber hinaus behandeln? _____

Welches Thema würden Sie gern vertiefen? _____

Welche Anregungen haben Sie? _____

© Nolden, Fay, Weihrauch, Voltz: Palliativ & Schule. Kohlhammer 2017.

4.) Persönliche Erfahrungen

	sehr gut				sehr schlecht
	1	2	3	4	5

Wie gut konnten Sie

- sich persönlich in die komplexe Thematik „Sterben, Tod und Trauer" einfinden? ☐ ☐ ☐ ☐ ☐
- Ihren Zugang zur Thematik durch die Vernetzung mit den externen Referenten/innen vertiefen ☐ ☐ ☐ ☐ ☐
- die persönliche Einstellung im Umgang mit der Thematik reflektieren? ☐ ☐ ☐ ☐ ☐
- eigene Grenzen erkennen und achten? ☐ ☐ ☐ ☐ ☐
- den Projektunterricht sicher durchführen? ☐ ☐ ☐ ☐ ☐
- einen geschützten Raum für die Jugendlichen schaffen? ☐ ☐ ☐ ☐ ☐
- Krisensituationen einschätzen? ☐ ☐ ☐ ☐ ☐
- auf Krisensituationen reagieren? ☐ ☐ ☐ ☐ ☐
- in Krisensituationen externe Hilfe hinzuziehen? ☐ ☐ ☐ ☐ ☐
- einen tieferen Zugang zu den Jugendlichen aufbauen? ☐ ☐ ☐ ☐ ☐

Wie empfanden Sie den zeitlichen Rahmen? ☐ ☐ ☐
                                                zu kurz   genau passend   zu lang

Wurden durch den Projektunterricht vorher unbekannte Themen wie z. B. Mobbing, Missbrauch oder Suchtproblematik aufgedeckt? ☐ ☐
                                                ja   nein

Wenn ja, welche? _____

5.) Ihre persönliche Meinung

	sehr gut				sehr schlecht

Wie gut fanden Sie die Teamarbeit zwischen Lehrkräften und Mitarbeitenden des Hospiz- und Palliativbereichs ☐ ☐ ☐ ☐ ☐

Wie gut konnten sich die Jugendlichen unbefangen zu den Themen äußern? ☐ ☐ ☐ ☐ ☐

© Nolden, Fay, Weihrauch, Voltz: Palliativ & Schule. Kohlhammer 2017.

Besonderer Hinweis:
Die Multiplikatorenschulung wird regelmäßig in der Dr. Mildred Scheel Akademie, Köln angeboten. Anfragen bitte unter msa@krebshilfe.de. Eine bundesweite Ausweitung auch auf weitere Anbieter, insbesondere Hospiz-und Palliativ-Akademien soll zu einem späteren Zeitpunkt erfolgen. Auf Anfrage werden auch Multiplikatorenseminare individuell vor Ort durchgeführt. Anfragen bitte unter palliativzentrum-schulprojekt@uk-koeln.de.

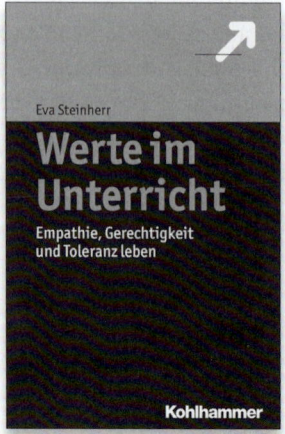

Eva Steinherr

Werte im Unterricht

Empathie, Gerechtigkeit und Toleranz leben

2017. 232 Seiten. Kart.
€ 30,–
ISBN 978-3-17-031777-2

Gemeinsame Werte bilden die Grundlage unserer Gesellschaft. Große Bedeutung kommt dabei der Institution Schule zu. Die zentrale Frage, mit der sich Lehrerinnen und Lehrer konfrontiert sehen, ist: Wie kann Werteerziehung in den Unterricht integriert werden? Hier setzt das Buch an. Es vermittelt zunächst Lehrpersonen das nötige Hintergrundwissen über Werte und verknüpft es mit konkreten Ideen für die Praxis.
An realen Unterrichtsdialogen und zahlreichen Unterrichtsvorschlägen zeigt es exemplarisch Möglichkeiten auf zu Klassendiskussionen über Werte wie Liebe, Freundschaft, Empathie und Gerechtigkeit. Das Buch bietet so praktisches Handlungswissen für Lehrende, wie Werteerziehung in der Schule gelingen kann.

Leseproben und weitere Informationen unter www.kohlhammer.de

W. Kohlhammer GmbH
70549 Stuttgart

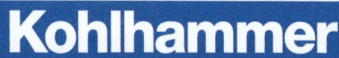